子どものトラウマを理解し、癒やす

トラウマインフォームドケアとARCの枠組み

伊東ゆたか 編著

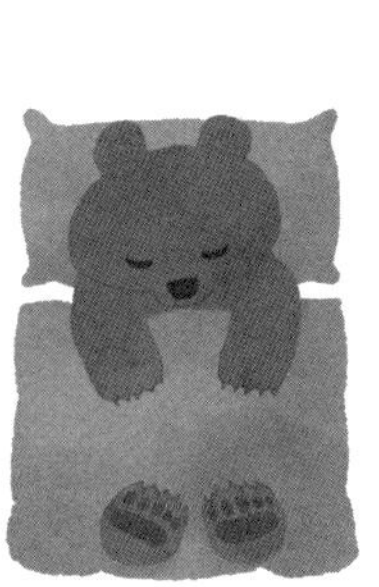

岩崎学術出版社

はじめに

子どもの虐待事件の報道が後を絶ちません。毎年夏の初めに発表される全国児童相談所の虐待相談対応件数は、一向に減る気配がありません。二〇〇〇年に虐待防止法が制定されて二〇年以上経ち、虐待被害を受けた子どもたちも育ち、親となっていきます。児童福祉の現場では、新たに支援することになった子どもについて、「この子の親が小さい時のことを、私、知っているわ」というベテラン職員もおり、虐待の世代間連鎖が急速に進みつつあることを感じます。このサイクルが今後も続けば、いつまで経っても虐待件数が減ることにはなりません。そしてもちろん命を助けるのは何より大事ですが、被害を受けた子どもたちのその後の生き方の話は、実はとても長く、重いものです。子どもたちをしっかり支援できているのかが、今、問われています。将来希望を持って人生を歩めるよう、社会全体が関心を持って支援したい課題です。

本書は、「トラウマインフォームドケア（Trauma Informed Care）」について、ご紹介したいと考えながら書きました。米国でも昔から児童虐待はたいへん深刻な社会問題で、一九八〇年代後半以降、様々な研究と取り組みがなされてきました。そして長い苦闘の歴史の中で育まれたトラウマインフォームドケアの考え方が、近年日本にも伝わり、広められてきています。これは児童虐待について言えば、「トラウマを受けた子どもと現在の養育者が、ともに受けたトラウマの影響をしっかり理解し、双方の安全を守ることを大事にしながら、回復への意欲を高め自己コントロール感を取り戻していくケア」というものです。

筆者らが翻訳して紹介した『実践　子どもと思春期のトラウマ治療――レジリエンスを育てるアタッチメント・調整・能力（ARC《アルク》）の枠組み』[1]はこのトラウマインフォームドケアの代表例です。考え方や具体的な対応スキルがまとめて示されており、重いトラウマを受けた子どもにかかわる支援者にとって、たいへん参考になります。養育者の感情管理も含めたトラウマ治療の全体が見渡せることで、今行っているそれぞれのケアが、この理論の中のどこに位置づけられているかが確かめられ、ケアの方向性を見失わずにすみます。また振り返ってみると、試行錯誤の中でもうまくできたケアの方法の多くは、このARCの枠組みの考え方に沿っていることを知りました。

児童虐待は生物（身体と脳）、心理（こころ）、社会の広い領域をまたがる複雑な問題です。そして虐待ケースへの予防・介入からケア、本人と家族の回復、成長に至るまでには、多くの機関・人がかかわり、長い時間が費やされます。子どもに幸せになって欲しいとする共通の願いはあるにせよ、それぞれの専門、立場、経験は異なり、見立てや方向性が一致しないこともあります。また自分たちのかかわりが将来どういう結果につながったかも検証できないことが多く、関係者のジレンマに結びつきやすいです。

幸い、筆者らは、虐待対応の中心に位置づけられている児童相談所で、多くのケースに長期にわたってかかわってきており、虐待を受けた子どもたちの経過も含めた全体像を見やすい立場にいます。児童心理司として対応の難しい子どもたちに生活の中で治療ケアをしたり（駒村）、かつて、虐待を受けた子どもの神経生物学的異常について研究していた経験もある（伊東）ことから、本書に生活臨床と生物学的視点も合わせて加えることができました。忙しい現場の方や、子どもたちを思いやる一般の方々が気軽に読んで、虐待やネグレクトによるトラウマについての知識と、今日的なトラウマケアを俯瞰していただけることを目指しています。

本書の第1章から第5章では、トラウマについて、最新の学説やこれまでの筆者らの経験もまじえながら説明します。

第6、7章では、トラウマの脳と身体への影響についてわかってきていることを、治療ケアのヒントに結びつけながらお伝えします。ここが理解できると、情緒行動上の問題を引き起こす子どもたちを、より冷静で暖かく見ることができると思います。

第8、9章では、トラウマインフォームドケアについて解説していきます。

第10章からは、トラウマを受けた子どもへの具体的な介入法であるARCの枠組みと、その実践の詳細を述べます。なお、第11～13章の「ARCを生活に組み込む」は、臨床心理士の駒村樹里が分担執筆し、他は児童精神科医の伊東ゆたかが担当しました。

　心の痛む事例も出てきますが、これらも踏まえて今後の支援について前向きに考えていただけると幸いです。なお、本書の中の事例は、類似の数々のエピソードをもとに読者に理解していただけるよう、主旨を損ねない範囲で創作したものです。

目次　子どものトラウマを理解し、癒やす――トラウマインフォームドケアとＡＲＣの枠組み

第1章　重いトラウマを受けた子どもの事例

この章では、重いトラウマの実際を理解していただくために、筆者（伊東）が児童相談所勤務時代に出会った子どもたちにヒントを得た架空の典型事例を書いています。だいたいの見立てを行った初回面接時点までお話しします。

男児A　親の精神疾患と虐待

子ども

児童養護施設入所中の小五男児。

主訴

乱暴で友達と仲良くできず、授業中教室から飛び出すことに学校が困り、施設の人と相談に来ました。別の教室に行って大声を出したり、ボールを投げつけて授業妨害をします。先生が注意すると学校内を走り回って逃げるとのことで、大騒ぎとなり、施設の職員が常にそばにいるようにしていました。

生育歴

母親は精神疾患で閉じこもり、父親は仕事が多忙であるとして家族を放置し、この子は乳幼児期から適切な養育を受けられませんでした。地域で見守っていましたが、具合の悪い時の母が、いきなり刃物を向けてきたり、自分の薬を飲ませようとすることがありました。小学校三年生の時、同居は危険との児童相談所の判断で、児童養護施設に入所しています。

当初、施設では落ち着きなく、意味もなく動き回ることが目立ったそうです。自己中心的な遊び方で、ゲームをしてもルールを守れず、負けるとかんしゃくを起こします。それでも他の子どもたちと遊びたくて入ろうとするので、トラブルが絶えず孤立しがちでした。知的には問題ありませんが、学習に取り組めず、宿題を促されると大暴れになりました。施設職員が個別対応の時間をたくさん取りながら、なんとか生活をさせていましたが、身体が大きくなった分、いらだったり暴れることでの被害が大きくなっていました。

初回面接

初めてお会いすると、痩せて小柄、きつい表情のお子さんでした。そわそわと体の動きは多く、会話はうまく続きません。どのような子どもかを知りたくてあれこれ質問をしますが、筆者に理解できるような返事は難しいようでした。自分の気持ちをどれくらい把握しているのか表現力は乏しく、また出来事の順を追っての説明とはなりません。語彙も少ないです。特に学校での困ったことを尋ねられると、非難されたと思いイライラしながら、ほかの人の悪口が始まります。幼児期の怖い体験のフラッシュバック、嫌な記憶を取り去れないとの自覚はありました。ゆっくり尋ねていけば、周囲への反発と困惑があるらしいことが確認できました。またＰＴＳＤ（心的外傷後ストレス障害）のスクリーニングでは、過覚醒が顕著でＰＴＳＤの可能性が高いと考えられました。このため、見立てとしては、注意欠如多動性障害（以下ＡＤＨＤ）と複雑性ＰＴＳＤ（第４章参照）を考えました。

男児Ｂ　重度ネグレクト

子ども

児童養護施設入所中の小三男児。

主訴

学校で友達を作れず、登校渋りがあり何事にも意欲が乏しいことを、施設職員が心配していました。

生育歴

母子家庭、四人兄弟の第三子として生まれ、出生に大きな問題はなかったそうですが、母子手帳も記録もありません。兄弟の父親はよくわからず、認知されていない子もいます。いわゆる「ゴミ屋敷」に住み、母の養育能力はたいへん低く、生活保護受給の母子家庭として地域で心配されていました。子どもたちがコンビニで何度も食べ物を万引きしたことが発覚し、もうこのままでは難しいのではないかとの住民からの連絡で、児童相談所職員が訪問しました。

家の中は足の踏み場がないほど、床にさまざまな物が堆積している状態で、犬猫の糞尿の臭いがすごかったと言います。役所はそれまで子どもたちを保育園や学校にきちんと通わせるように再三促していましたが、母は無視していました。子どもたちの健全な発達が妨げられていることから、母の強い抵抗を押し切る形で、本人が四歳の時、他の兄弟と一緒に児童養護施設に措置されました。

入所してみるとその子は言葉の発達の遅れが明らかで、未だおむつをつけて排泄も自立できていませんでした。そしてこれまでの生活経験が圧倒的に少なく、洗顔、歯磨き、着替えがうまくできません。偏食で、食べられるのは白い米飯と菓子だけで、特に野菜は泣いて嫌がります。基本的には大人しく、放っておくとぼんやりしています。担当職員や周囲の子どもに関心を向けず一人遊びを好みます。アニメのキャラクター以外に興味を引くものは少ないようです。新しい所や初めてのことは、尻込みします。知能検査では若干ＩＱが低めで、検査の下位項目にばらつきがあり、語彙の少なさと目と手の協応の乏しさを指摘されていました。

それでもまわりの大きい子どもたちと一緒にいることで、次第に毎日の過ごし方がわかってきたようでした。マイペースなため問題は多々ありながらも、周囲の子どもの理解と協力で何とか頑張っていました。しかし、学年が上がるに伴い求められることも多くなり、次第に登校を嫌がるようになりました。

初回面接

初めての面接の時、視線は合いにくく表情が乏しいお子さんでした。質問への答えも、ぼそぼそ断片的に言葉をつないでいる感じです。相手に何かを伝えようとの意思は感じられません。そして唐突に好きなキャラクターの話になると、一方的に話し続けます。生活上の困り感や抑うつ気分はありませんでした。ＰＴＳＤのスクリーニング検査の結果では、トラウマ症状は軽微でした。昔の嫌だったこととしては、友達にバカにされたことを挙げていました。

見立てとしては、家にいた時の情報は不十分ながら、比較的軽度の自閉症スペクトラム障害

（以下ＡＳＤ）と境界知能として理解、対応するのが良いのではないかと思われました。

男児Ｃ　棄児、措置変更のくり返し

子ども

児童自立支援施設入所中の中三男児。

主訴

聞いたことをすぐに忘れてしまい指導が入らないこと、唐突にキレて物に当たることを心配されての相談でした。

生育歴

十代の母親が一人で産み落として養育を放棄し、すぐに乳児院に保護されました。祖父母をはじめ周囲の誰もこの妊娠に気づかず、父親も特定できませんでした。その後母や親族との交流はありません。

二歳の時、子どものいない里親家庭に委託されました。里母は熱心に育てようとしましたが、落ち着かず多動で懐こうとしなかったと言います。幼稚園に入るとまわりの子どもたちの行動に無頓着で集団行動ができず、乱暴でした。里母は、この子の様子に焦り、いろいろ工夫しましたが改善せず、また周囲の批判的な視線に耐えられなくなり、ついに委託を辞退しました。後に里親宅で強い叱責、体罰が繰り返されたことが判明しています。

四歳の時に旧態依然とした大舎制の児童養護施設に入所しました。職員はよく言えば大らか、悪く言えばおおざっぱで個別の対応が十分でなく、いつも子どもたちがざわざわしている中での生活でした。その雰囲気の中では多動や乱暴な行動があっても目立たず、問題になりませんでした。

小学校に入ってからは、授業中落ち着かず集中できません。嘱託医にＡＤＨＤと診断されたこともありました。知能指数に比し成績の悪いことが課題でした。年齢が上がるに従い、徐々に多動や乱暴な行動は減っていきましたが、いきなり叱責されたり、他の子どもからバカにされると、キレて暴力行為に及ぶことが折々にありました。

この施設では、長年生活している年長児の影響力が大きく、陰での暴力やいじめと共に、低年齢の子どもへの性暴力がありました。後年それが明らかになっての調査では、この子も何らかの被害は受けたようでしたが、軽い調子の遊び感覚で受け止めているように見えたとのことでした。

中学一年の時、あまり親しくはない級友から、小学生から金を取り上げようと持ち掛けられ、見張り役で協力しました。

しかし被害児の親の通報で、関係した子どもたちは全員補導されました。取り調べに、本人は何がいけないのかがよくわからない様子でした。この件とそれまでの数々の粗暴行為、性的逸脱行動もあり、児童自立支援施設への措置変更が決まりました。

こういう経緯では、これまで育った施設や通った学校でお別れできないまま、急に別の場所に移されることになります。背景の逆境体験や発達障害の特性による予測困難も加わり、この突然の状況変化に、思考停止、感情麻痺で混乱を回避したようでした。別の施設に行くと知らされても、特段気持ちを述べることはなく淡々と児童福祉司に従ったといいます。

児童自立支援施設に入っても悩んだり落ち込んでいる様子はなく、むしろすぐに慣れたように見えていました。勉強は少人数クラスで丁寧に見てもらい、前の学校より理解が進んだようでした。元々身体を動かすのが得意なので、大きな体を生かして運動部で活躍し、寮対抗のスポーツ活動も楽しんでいました。しかし生活面でできないことは多く、何度経験しても作業の順番が覚えられなかったり、抜けてしまうことが目立ち、指導されても身につきませんでした。

初回面接

そわそわと体動の多い朴訥な少年です。聞かれたことは生真面目に答えますが、「大丈夫です」、「普通です」などの紋切り型の答えが多く、何をどう感じているのかがよく伝わってきません。自発的な発言は少ないものの質問を重ねる中で、「自分は頭が悪いから、言われたことがちゃんとできない」と思っているようでした。これまで育ててくれた人たちや友達との関係、苦痛だったはずの唐突な別れに話を向けても、特別の思いはないようで終始淡々としています。不安や抑うつ気分は目立ちません。

一方で、ＰＴＳＤのスクリーニングでは高い値を示しました。昔の嫌だった体験を問うと、「里親の家で叩かれたこと」、「前の施設で年上の子どもに暴力を振るわれたこと」等を挙げました。他の子からからかわれるとイライラするとの自覚もあります。話している最中、ふとボーっとすることがあり、いつもあるそうです。これまでの記憶は断片的で、曖昧な時代が長くあるようでした。安心できる場所については、しばらく考え、「特にないが、トイレかな」と答えました。また困った時に相談できる人は誰かの質問には、「誰にも相談しない。困っても放っておく」とのことでした。

見立てとしては、ＡＳＤの傾向を伴うＡＤＨＤが基盤にあり、長期施設養育、養育者の変遷の中で愛着形成の問題と根深い無力感があると感じられました。加えて外傷体験のフラッシュバックから衝動的な粗暴行為に至っています。少なくとも表面的には不満の鬱積があるようには見えず、むしろ非行少年たちに、巧みに引き込まれて使われてしまうタイプに見えました。悪い誘いに乗ればどのようなリスクを招くかを想像することができず、また危険と思えても断るスキルがない感じです。今後、昔の嫌な思い出が頭の中に出てきた時のイライラに、どう対応したら良いかを相談していくことを確認し、初回の面接を終えました。

女児D　ネグレクトと性的虐待

子ども

児童養護施設入所中の小五女児。

主訴

不登校が目立ち、友人を作れないこと、特に最近は気分の波が激しく、リストカットをすることで相談されました。

生育歴

母は父との折り合いが悪く、本人が二歳の時に離婚。父との交流はなく、母妹と三人で生活しています。母には長年気ままに泊まりに来る知人男性がおり、難しいことがあるとこの人に頼ることが増えていました。仕事で忙しい母に代わり、姉妹の食事の世話や添い寝をすることもありました。

小二の頃から、母が不在の時に性暴力を振るわれるようになりました。本人は「母の信頼しているおじさん」との意識が強く、その行為を訴えられずにいましたが、次第に強い苦痛を感じるようになり、小三になった時、保健室の先生に打ち明けました。学校は児童相談所に連絡し、一時保護となりました。

当初本人は一時保護の意味がよくわからず、秘密を人に話したことによって生活が一変してしまったことにひどく動揺していました。事情を聞かれた母は、「あり得ない。子どもが嘘をついている」と一貫して否定し譲りません。婦人科診察では性被害と断定できる所見は得られず、本人と妹の訴え以外は性暴力を証明するものはないため、「ネグレクト（性的虐待の疑い）」として、姉妹で児童養護施設入所となっています。一時保護中、「家に戻りたい」と言うこともありましたが、母も男も事実を認めていないと知らされると、最後は納得して施設に入りました。母は児童相談所に猛反発を続けましたが、裁判にしたくはないと施設名秘匿も受け入れ入所に同意しています。

入所後、学校では集中力が乏しく、宿題をしないため注意されることが多くありました。また友達の輪に入れず、休み時間は手持ち無沙汰にしています。大人のかかわりは喜びますが、細かく指示されることを嫌がり不機嫌になって自室に引きこもってしまいます。強い注意には癇癪を起こし、場合によってはリストカットにつながります。運動は苦手で、運動会の練習が始まると嫌がって登校渋りが始まりました。

幼少時に問題を指摘されたことはなく標準範囲の知能です。

初回面接

入所して一年半ほど経った時点で面接しました。茫洋とした雰囲気ながら、訪問者が珍しいのか、あれこれ質問してきます。どこから来たのか、昼食は何を食べたか、今日は他に誰に会うのか等々、こちらのプライベートな情報も引き出そうとします。

一見楽しげに見えますが、よく聞けば抑うつ気分があり、元気がなく、何もしてなくても涙が出る、この先悪いことが起こるに違いないと感じていました。自身について肯定的な見方は少なく、何をやっても駄目だと思っています。追いかけられ殺されるような悪夢もしばしば見るそうです。またボーっとしてしまうことが頻繁にあり、他の子に肩をトントンされて我に返るようでした。

施設に来た当初死にたい気持ちが強く、自分の首を絞めようとしたと言います。最近でも、職員に叱られると「こんな自分なんかもう死んでもいいかな」と思うそうです。

またPTSDのスクリーニングでは高得点を示し、フラッシュバックが頻回にあると認めます。「家で触られたことが時々頭に出てきて、嫌な気持ちでいっぱいになる」と言います。過去に起きた出来事の記憶は非常に曖昧で、在宅時の学校の担任や友達の名前は一つも出て来ませんでした。

安心に過ごせる場所は想像ができず、困った時に相談する人は、「もしかしたら今の担当職員かもしれないけど……」と答えました。三つの願いを尋ねると、①家に帰りたい、②お母さんに長生きしてほしい、③頭が良くなりたい、でした。

希死念慮を伴う抑うつ状態と解離、複雑性ＰＴＳＤ（第４章参照）が考えられました。人への関心はあっても浅薄で、気分の波が激しく、些細な刺激にいら立って感情のコントロールの悪さが目立ちます。基本的信頼感が十分に獲得されておらず、元々の母の養育の質も良くなかったと想像されました。そこに深刻な性被害が加わり、安心感が乏しいことが続いています。学校の活動への関心も低いため登校に前向きになれません。

一時保護されてから母との交流は途絶えていますが、それをどう組み立て直していくかも、これからの大きな課題と考えられました。

＊　＊　＊

その後、この子どもたちは、どのような経過をたどったでしょうか。本書の最終章で、トラウマインフォームドケアを踏まえたそれぞれのケースのケア方針と、その後の経過を紹介していきます。順に読み進めていきましょう。

第2章　重いトラウマの影響が及ぶ領域

第1章では、マルトリートメント（子どもに対する不適切なかかわり）により子どもがトラウマを受けた典型的な事例を紹介してきました。さまざまな条件により、子どもたちの示す症状は多彩でした。

この章では、トラウマが子どもに及ぼす影響について概観し、第3章以降の詳しい話に繋げていきます。

感情制御困難

トラウマを受けた子どもは、しばしば自分の感情に気づいたり、それを調整することに困難を感じます。自分の状態を言葉で表現できず、ストレスを内にため込んでしまったり、やむにやまれず行動化してしまうことが多いのです。うつ、不安、怒りを経験することも多くあります。

この感情的な反応は予測できず、突発的なものになります。トリガーに反応してトラウマとなった出来事を思い出し、怖がったり、怒ったり、悲しくなったり、苦しい思いから逃れるように行動してしまいます。

元々トラウマというものは、対人関係の中で起こることが多いです。そのため、後日他者とかかわる際のちょっとしたストレスが、かつてのトラウマを想起させ、強い感情反応を引き起こします。トリガーは生活の中のどこにでも存在するので、頻繁に、強烈な形で反応し、怒りを治めることが難しくなります。

「この世界は、大好きなお母さんでさえわたしを守れない、危険な場所なんだ」と子どもは学び、他の人とのかかわりに常に警戒的、防衛的になります。そして普段の何気ないことにも、ストレスや危険を感じます。攻撃されている時には、この防衛的な姿勢は子どもを守ってくれるものなのですが、日常的な普通の場面では、逆に問題となってしまいます。またその環境の脅威に対し、「感情を鈍らせて感じなくする対処法」を身につけている子どももいます。

感情コントロールの悪さは、生活の広い範囲に影響し、対人関係上のストレスがない場面でも反応してしまうことがあります。そして多くの子どもたちは、自分がキレた時に落ち着かせる方法を学んだことがないため、些細なことで余裕がなくなります。

否定的自己概念

一般に子どもは、自分の価値を他者からの反応で知ります。特に幼い時期は、一番身近な養育者たちからの応答で知ることになります。愛情深い世話が得られれば、「自分には愛される価値がある」と受け止めます。また虐待やネグレクトを受けると、「自分には価値がない。人を失望させるだけだ」と感じるようになります。それは、虐待者である親を信頼できない人物として責めるよりも、自分自身に責任を持たせた方が楽に感じられるからです。恥、低い自己評価、歪んだ自己イメージなどは、修正が難しく、重いトラウマを経験した子どもに共通してみられるものです。

また生き延びることが優先される中で育つと、自分の身体の知覚や体感（内受容感覚）も損なわれ、喜びや幸福感などの肯定的感情に気づけなくなります。

希望を抱いたり、将来の目標を考えるために、子どもには自分の価値を知ることや、コントロールできるという感覚、自身の行動の意味や意義を認められる能力が必要となります。暴力的な家族やコミュニティの中にいると、「人は信頼できない」、「世界は安全でない」、「この状況を変えることは不可能で自分は無力だ」と幼い時から学んでしまいます。自分と他者、そして世界についてのこの信念は、自分の能力を否定してしまいます。

これらのネガティブな感覚は、肯定的な問題解決を妨げ、生き方を変えようとする機会を閉ざしてしまいます。子どもは「自分は力のない欠陥品だ」、「この世界では、計画し前向きに行動することは意味を持たない」と受け止め、希望を持てなくなります。そしてサバイバルモードの中に長く居続けると、その瞬間だけの刹那的な生き方をとることになってしまいます。

事例：低い自己評価、思春期の女児

その女の子は、暴力が蔓延した家庭で、常に否定されながら生きてきました。何とか家族が崩壊しないように願いながら、いつも張り詰めた思いで生活してきたと言います。反対に学校は好きで、友達とのおしゃべりは息抜きでした。

日常的な虐待があるにもかかわらず、その子は明るく、友達も多く、成績も安定していました。しかし高校入試を終え、家での苦痛が我慢の限界に達した時、ついに家を出る決心をしました。親から不当な理由で叩かれ、罵倒され、一晩中立たされたという事実を、児童相談所に相談し、児童養護施設に入所しました。

家族との交流を完全に絶っての新しい生活は順調で、生き生きと過ごしているようでした。周囲への細やかな配慮ができるため、アルバイト先の評価も高く、急なシフトの空きも埋めるので重宝されていました。しかし実のところ、この子は頼まれると断れない課題があったのでした。

入所して半年を過ぎると疲労が取れなくなり、当初の頑張りが続かなくなってきました。アルバイトの負担で学校の遅刻、欠席が増え「自分はこんな怠け者ではないはず……」と本人自身が首を傾げていました。しかし、それはこれまで感じられなかったイライラや疲れが実感としてわかるようになってきた時期のようでした。

逆境にありながら成長し、自ら家を出たことはすごいことです。しかし、本人は「自分は何もできないダメな子」とひたすら感じていました。その低い自己評価は、長年家族から刷り込まれたもののままでした。

今後は、安全な環境の中で、本来持っている強みに気づけるような働きかけや、自分の身体の疲れ具合を点検したり、バイト先からの無理な依頼を断る練習など、生活しやすくなるための具体的なスキルを高めていくことが大事であると考えられました。

対人関係障害

通常子どもは、アタッチメントの対象である養育者との健康的なつながりの中で、他者を信頼すること（基本的信頼）や自分の感情をコントロールしつつ世界とかかわることを学びます。この養育者との絆が不安定であったり、予測できないと、子どもは「困った時に助けてもらえない」、「信頼できる人などいない」と学んでしまいます。ましてや一番身近な養育者に虐待されたとなれば、「自分は悪い子だ」、「この世界はひどい所だ」と思い込みアタッチメントを築くことが難しくなります。

実例として、二〇世紀末期のルーマニアの孤児院の子どもたちの例で説明しましょう。

人口増加を求め、中絶を禁止していたチャウシェスク独裁政権が一九八九年に崩壊した時、国の劣悪な施設に収容されていた孤児たちが一〇万人以上いました。

施設職員の担当する乳児数は、一人あたり一〇~二〇人以上と多く、子どもは一日の決まった時間に数分間しか個別に世話をされない状況でした。入所当初、泣いて世話を求めた子どもも、泣いても何も起きないと知ると、天井、壁、柵を見て一日を過ごすようになります。そして、自分自身を刺激するように手をひらひらさせたり、身体を前後に揺するケースが多く見られたそうです。[1]子どもたちの言語、脳の発達は大幅に遅れ、自閉症様のコミュニケーションの障害や常同行動を示す事例が、一〇%存在したと報告[2]されています。

その後の追跡で、少なくとも二歳より前のなるべく早い時期に適切な養育環境に移すことで、脳と行動の発達が促進され、知能、言語表出、うつ等の症状、アタッチメントの安定に大幅な改善が認められたと示されています。[3]

良いアタッチメント対象を持てていない子どもたちは、ストレスに脆弱になることも知られています。自分の感情をコントロールしたり、適切に表現することが難しく、乱暴で不適切な反応を取りがちです。また、長じて友人や恋人とうまくつき合うことができなくなることがあります。早期に養育者との間に良い関係が築けていたかどうかは、その後の人生で他者と関係を作る能力に、大きく影響するのです。

身体と脳

乳児期から思春期にかけて、子どもの身体は大きく成長発達します。しかしその生物学的機能も、環境要因によって決まることが知られています。子どもが恐怖や極度のストレスの中で育つと、その免疫系やストレス反応システムは正常に発達しなくなります。そして後日、普通の生活の中でも、極度のストレスの時と同じ反応が自動的に起こるようになります。

例えば、ほんの少しのストレスで、心臓がバクバクしたり失神するという、極端な生理的反応を経験することになります。強い恐怖を感じる最中であれば、このような反応は生き延びるのに適応的ですが、普通の生活の場であれば「過剰な反応」になります。

また、環境からのストレスは、子どもの脳と神経系の発達を阻害します。先に述べたルーマニアの孤児のように、ネグレクトの環境にいて必要な刺激が与えられなければ、子どもの脳は持てる潜在能力を最大限に発達させることができなくなります。自律神経の覚醒レベルについては第7章で、脳への影響については第6章で詳説します。

複雑性ＰＴＳＤの子どもたちは、頭痛や腹痛など繰り返す身体症状に悩まされることがあります。こういう子どもたちの多くに、感覚異常、身体の調節不全が起こります。たとえば、聴覚、嗅覚、触覚、光への感受性が、極端に過敏なことがあります。また痛覚、触覚、内臓感覚に気づけないことも多いです。痛みを感じないために怪我をしたり、身体の症状に気づけず潜在している病気をさらに悪くしてしまいます。また逆に、身体的原因はないのに、あらゆる身体領域の多様な慢性痛を訴えることも多くあります。

今日、子ども時代の逆境体験は、その後の人生の中で、メンタルヘルスはもとより、身体の健康にも大きく影響することが知られてきています。米国で小児期逆境研究（ＡＣＥｓ：Adverse Childhood Experiences研究）という画期的な公衆衛生の調査研究がなされ、数多くの報告から科学的に証明されてきました。成人となってからの種々の疾病や症状、健康上の問題が、はるか昔の子ども時代のトラウマ体験に端を発していることに、私たちは関心を向ける必要があります。小児期逆境体験はトラウマの理解において注目すべき概念であるため、第3章で詳しく説明します。

行　動

トラウマを受けた若者については、行動のコントロールがうまくいかず、反社会的行動、非行に至りやすいことが知られています。前方視的研究では、トラウマを受けることが、若年者の反社会的行動への重要なリスクファクターになると示されています。身体的虐待を五歳までに受けると、後日、違法行為で逮捕されるリスクが高くなり、また高校中退の割合や未婚での一〇代の妊娠や妊娠させる割合が高いとされています[4]。反社会的若年者の研究からも、本人がトラウマの既往があったと回答している割合は七〇～九二％[5]と高率です。この関連の高さの理由には、以下が考えられています。

重いトラウマを経験すると過覚醒状態となり、些細な刺激で容易に激しい反応を示します。将来への感覚が消失して、すぐにその場での満足を求めるようになり、後からその行動の結果を振り返ったり、長期的視点から抑制しようとすることができなくなります。

自分をコントロールすることにたいへん苦労し、唐突で、反抗的、暴力的な行動に至ります。統合されていないトラウマのイメージと、強い情緒的反応のために、気分の調整困難も起こります。

また共感性も育っていない場合には、他者への迷惑を考慮したり、加害行為に罪悪感を抱くことができず、その結果孤立し、社会性も損なわれて攻撃的行動が増えることになります。

虐待を加えてくる権威的な人への恐怖の中で育った子どもは、非難されたり攻撃を受けそうだと感じると、激しく反応することが多いです。また逆に、自分を抑えて大人に従順な態度を示すこともあります。もし子どもが頻繁に解離するのであれば、それは行動にも影響し、現実世界から遠のき、人との関係が作りにくくなります。

トラウマにより、耐え難い感情や、強い恐怖や悲しみがもたらされると、刹那的な対処法を求め、飲酒、薬物摂取、他のリスクの高い行動に走ります。自傷行為、性的な逸脱行動、車やバイクで暴走するなど、無謀で危険な行動を取ることがあります。さらに違法物質使用、他人への攻撃、盗み、家出、売春などの犯罪行為に至ると、警察、司法がかかわることになります。

認　知

常に周囲に脅威がある環境下で育つと、その子どもの持っているエネルギーはすべて生き延びるために使われることになります。トラウマを想起する刺激に邪魔をされ、集中できず、問題を静かに考えたり、解決の選択肢を考え抜くことが難しくなります。会話や読み書き、計算などの基礎となるワーキングメモリー（第６章参照）が低下し、言葉や抽象的推論の発達が阻害されます。最も集中力や忍耐力が必要な学校の授業場面では、席に座り先生の話を聞いたり、課題をこなすことが難しくなり、苦痛を感じます。

新しい情報を得たり、生活上なんとかうまくやるスキルも獲得できず、事前の計画、将来を予測しての行動ができません。むしろこれまで馴染んできた効果のない方法に頼り、悪い結果が繰り返されることになります。

虐待と知能の関係についての多くの研究からは、「児童虐待は知的発達を低下させる」と結論づけられています。[6]ドメスティックバイオレンス（ＤＶ）の心理的虐待を受けた子どもの研究は有名で、知能指数は平均八ポイント下がり、それは鉛による影響の二倍であるとされています。[7]ＤＶが高度であるほど、ＩＱは低下すると示されています。

早い時期にトラウマによる学習困難が明らかとなり、学習環境から適切な支援が得られればまだ幸いです。往々にして子ども自らが支援を求めることは少なく、勉強への苦手意識が増す中で自己評価も下がり、不登校など社会適応の悪化につながりがちです。トラウマを受けた子どもたちの学習支援は重要な課題です。

学習への導入の例

学習場面でほんの小さな努力を求められる課題を出された時に、子どもがひどくいら立ち、努力を放棄する場面についての、あるベテラン教師のやり方を紹介しましょう。

子どもは何度も促されてようやく机の前に座りますが、やる気なく机上には何も乗っていません。教師は、この子の前に一枚、学習プリントを置きます。不機嫌な子どもは、いきなりプリントを払いのけて落とします。しばらくして、再びまわってきた教師はそれを拾い、何も注意しないまま、再びそっと机の上に置きます。また子どもは払いのけます。そんなやり取りを淡々と何日も続け、ゆっくり学習に導入するのだそうです。

よくあることですが、大人がこの不遜な態度を強く注意すると、子どもは「この人も、やっぱり怖い人だ」、「ここも安全でない」と、従来からの歪んだ認知を確信することになります。トラウマを受けた子どもの恐怖心を刺激せずに、まずはその学習場面に馴染んでもらうことが最初の戦略となります。

解離

トラウマを経験した子どもと接する時に、解離を理解しておくことはたいへん重要です。解離とは意識、記憶、思考、感情、知覚、行動、身体イメージなどが分断されて体験されることで、正常から異常までのスペクトラムと考えられています。この程度が重くて生活上の支障を来すと「病的解離」とみなされますが、ある程度の解離は私たちの普段の生活の中で経験するものです。例えば、予期しない時に突然誰かに叱られると、驚いて動揺し、頭の中が「真っ白」になることがあります。それが元に戻るためには何秒かかかりますが、これはよくある正常な解離です。

子どもがトラウマで恐怖の体験をすると、解離して、出来事から心理的に遠のくことがあります。自分が自分の身体から離れたり、天井や部屋の別の所から自分の身体に起きていることを見つめているようにも感じます。夢の中の、現実でない別の所にいるように感じたり、自分ではない別の人に起きていることのように感じることがあります。またその体験にまつわるすべての記憶や感覚、時間的な連続性を失い、自分の生活史が途切れます。ひどい場合には、自分自身の様々な側面を切り離したり、認識できなくなります。

心理的に遠のくことで恐怖に向き合わずに済みますが、防衛機制として身につくと自動的に解離することになり、毎日の生活での能力や、時間と連続性の感覚を損ないます。その結果、勉強、教室での態度、社会的かかわりに悪い影響が出ます。周囲の人がこの子の解離にいつも気づけるわけではなく、単にボーっとしていたり、何かを空想していたり、不注意だとしか見えないこともあります。

特に大人に感情的に叱責される場面などでは、子どもが解離するリスクは高くなります。一見神妙そうであっても、次の瞬間、怒られたことを忘れたかのように振る舞い、「平気な顔をして何も感じることができない子だ」と大人に非難されることはよくあります。

事例：解離性健忘、小六女児

母と二人で生活していた小六の女の子が、児童養護施設に入所しました。元々の家庭環境は悪くなかったのですが、急激に母の精神状態が悪化し、本人に刃物を突きつけるなどの危険な行為があったため、別れて住むことになりました。一時保護の時、これまでの生活の様子を聞いてみると、非常に曖昧で「お母さんと住んでいたような気がする……」程度で、不安を示している様子はありませんでした。学校が大好きな明るい子どもで、施設での生活にもすぐに馴染みました。

施設はこれまでの生活の記憶が喪失していることには触れず、見守ることにしていました。ただ折々に描いてもらった絵（風景構成法）を見ると、初めの頃は明るい雰囲気の中に、さり気なくキラリと光る刃物が描かれていることがありました。その後、家の窓が大きくなり、扉がつき、また次の機会に開いたりと、徐々に開放的な印象の絵に変わっていきました。

その後、本人が受け入れやすいペースで家の生活が思い出され、中三の頃には、全部の記憶が戻りました。母からの壮絶なエピソードを思い出しても、特に動揺することはなく、その件を自ら話題にし、治療で安定している母からの謝罪も受け入れることができました。そして中学卒業を機に家庭復帰しています。

養育者から刃物を向けられるレベルの虐待を受けた子どもではその光景のフラッシュバックに苦しみ、恐怖で生活が安定しないことが多いです（第1章男児A参照）。しかしこの子はひとまず怖い記憶を忘れ、自分が受け止められるペースで思い出し、大きく成長しました。結果的にこの中学という大切な時間を有効に使えたのでした。

経済的損失

ここまで、虐待被害を受けた子どもに起こる悪い影響を示してきましたが、社会全体への経済的損失も極めて大きいことが知られています。

日本では、児童虐待により長期的にかかる費用について、二〇一二年度(平成二四年度)の関連費用を算出した調査研究[8]があり、低く見積もっても一兆六千億円に達すると示されました。内訳は一〇〇〇億円の直接費用と一兆五千億円の間接費用です。直接費用には、額を算出できるもので児童福祉サービス(社会的養護)、行政(児童相談所等)、民間の虐待防止団体にかかる費用などが含まれます。また間接費用には虐待を受けたことによる長期的損失や医療費、生活保護費、犯罪に関連する経費などが含まれます。この一・六兆円は二〇一二年度一般会計予算九〇兆円の一・八%にも相当する額でした。

虐待を受けた子どもの数が年間一〇〇万人を超えるとされる米国での二〇一二年の統計では、年間八〇二億ドル(八・九兆円)と報告されています。[9] この額は、同じようにおよそ三三億ドルの直接費用(マルトリートメントを受けた子どもにすぐに必要となる入院、メンタルヘルスケア、児童福祉と司法関係の費用)と四六九億ドルの間接費用(二次的あるいは長期的影響による費用、すなわち特殊教育、非行関係、メンタルヘルスとヘルスケア、成人犯罪司法システム、社会に対しての失われた雇用の費用）に分けられています。

金額を単純に他国と比較することは難しいですが、総額に占める直接費用の割合は、日本は六％で、米国の三七％に比較して著しく低いことがわかります。別の調査[10]でも、社会的養護にかかる費用の名目ＧＤＰに占める割合は、米国の二・六％、ドイツの〇・二三％に対し、日本は〇・〇二％でしかないことが示されていました。この低い値は児童虐待に直接かかわるマンパワーに大きく影響していると推測されます。

個々の子どもへの虐待防止や直接的なケアに人手をかけることを怠れば、後の医療、犯罪、生活保護などの間接費用の増大につながることは明らかです。児童虐待が社会に及ぼす深刻で広範な影響の全容を見据えた上での施策が、早急に求められています。

第3章　小児期逆境体験（ＡＣＥｓ）

小児期の逆境体験（ＡＣＥｓ：Adverse Childhood Experiences）が後年の健康にたいへん深刻な影響を及ぼすことが、近年の研究で明らかになってきました。子どものトラウマを理解するうえで重要な概念であるため、本章で詳説します。

小児期逆境体験とは

世界保健機構（ＷＨＯ）によると、小児期逆境体験とは、「子どもが人生早期に、最も強度で頻回に受けるストレス体験」とされます。[1] これには、虐待（身体的、心理的、性的）、ネグレクト（情緒的、身体的）に加え、家庭の機能不全（例えば、親のメンタルヘルス・薬物依存の問題、両親間の暴力、同居家族の収監、両親の不和）などが含まれます。またこの研究の発展の中で、心の発達の観点から、家庭外の社会文化的要因による逆境、すなわちいじめ、厳しすぎる教師、貧

困地域、人種差別、社会的偏見、地域での暴力も、小児期逆境体験に含めるようになってきています。[2,3]

こうした項目のうちいくつが該当するか（ACEs）を計算し、現在の健康との関連を調べたところ、得点が高い、すなわち子ども時代のストレスの種類、数が多いほど、広範な成人期の心身の健康問題（例えば、心臓病、自己免疫疾患、がん、喫煙、肥満、薬物乱用、アルコール依存症、うつ病、自殺企図、DVなど）が増すことが示されてきました。また、一つの逆境体験だけを経験する人は少なく、大半は複数をもつと言われています。いろいろな逆境エピソードが、時間経過の中で複雑に相互にかかわりながら、その人に悪い影響を与えていくと考えられます。

社会生活の面でも、ACEs得点が高いほど、暴力問題の加害者・被害者になりやい、犯罪に手をそめるリスクが高い、結婚回数が多い、骨折・薬の服用・うつ・欠勤が多いという結果が出ています。[4]

一九九〇年代の最初のACEs研究は、健康保険の加入者で、教育水準も高く、定職についているカリフォルニア州の中産階級の成人が対象でした。このため逆境体験は少ないだろうと予想されていましたが、実際には一つ以上の小児期逆境体験を持つと回答した人が、実に三分の二（六四%）に及んでいました。その事実は研究者たちに大きなインパクトを与えました。

小児期逆境体験をもつ人の多さは重大な疫学上の問題であると捉えられ、以降も調査が繰り返されました。最近のメタ分析では、欧米の人口の四三～七四%が少なくとも一つの、そして七〜二一％が四つ以上の異なる逆境体験をもつことが確認されています。[5] また幼稚園児と小学生二〇〇〇人余を対象にした研究でも、[6] 子どもの四五％にすでに一つ以上の逆境体験があり、一二％には三つ以上ありました。この逆境体験が三つ以上ある子どもたちでは、ない場合に比べ、学業不振が三倍、不登校が五倍、問題行動が六倍、健康上の問題が四倍と悪い影響が出ていました。保健医療、司法、福祉、財政などの観点から、将来の疾病・犯罪の予防のため、逆境体験を早期に改善する対策が立てられています。[7]

不適切養育を受けた子どもの親自身にも小児期逆境体験があり、精神病理を持っていることが多いとされていますが、[8] これは児童福祉現場の感覚と一致することです。小児期逆境体験を受けた数が多いと、学歴、雇用、収入にも影響し、自分の子どもを養育する際の逆境環境を生み出し、虐待の世代間連鎖に繋がりやすいとされます。[9] 研究では、小児期逆境体験のある人が自分の子どもに不適切養育をするリスクは、ない人に比べ三倍であることがわかりました。[10] 虐待の世代間連鎖は、親の小児期のストレス、養育スキルの欠如、遺伝子の後天的変化のリスク、そして家族内ストレスなどが相互にかかわって起こると考えられています。[11]

最近では、マルトリートメントのリスクの高いケースに対し、支援者がその家族のレジリエンス、ニーズ、介入プランを意識しながら、注意深く親の小児期逆境体験を評価するという試みがあります。親子二代の逆境体験を把握することは、トラウマ歴の開示されやすさ、次のサービスへの導入しやすさにつながると報告されています。[12] 小児期逆境体験の重要性への気づきは、よりトラウマを意識した広い視野からケアを行うことに役立っています。

日本の小児期逆境体験

欧米に比べ小児期逆境体験に関する知見があまり得られていない日本では、頻度を調べた調査報告は限られています。少なくとも一つの逆境体験がある者の割合は、一般成人で三二％[13]、また一般高校生では一一～一二％[14,15]というデータもあり、欧米に比し低い割合ながら、一定数存在することが示されています。

ただし、日本では、子どもの貧困率が一三・五％（二〇一九年時点）、母子世帯の貧困率は五〇％を超える（二〇一八年度）など高率であることはよく知られています。前述しましたが、家庭の低収入を端緒として、子どもの他の逆境体験（長期的健康、教育、社会的予後の悪さなど）に至る関連が示されており[7]、危惧されるところです。

また、いじめは子どもたちの身近にある深刻な逆境体験です。児童生徒の学校内におけるいじめは、文科省調査で一〇〇〇人当たり四四・七件とされ、いじめを認知している小・中学校はそれぞれ八八・一％、八三・二％に及びます[16]。質問紙調査[17]では、小学生で被害、加害の経験がある者はそれぞれ八〇％、六九％と極めて高率であることも示されています。いじめ被害は小児期の不安、抑うつ、自傷行為、希死念慮などメンタルヘルスの問題につながりやすいだけでなく、中高年になってからの社会性、健康、経済状況との関連も指摘されています[19]。また長期ひきこもりの人たちの観察では、年少時に受けたいじめによるPTSDの割合が高い[18]とも言われ、近年いじめの長期にわたる深刻な影響が明らかになっています。

貧困といじめの問題は子どもの心身の健康を妨げる大きなリスクファクターと考えられ、児童相談所の虐待相談件数の激増と合わせ、深刻な小児期逆境体験の影響は日本国内に広く存在すると考えられます。将来の身体と心の健康が障害されるリスクの高い子どもたちが、身近に少なからずいることを皆が知っておく必要があります。

小児期逆境体験から後年の健康被害へ

それでは、逆境体験はどうやって広範囲の健康を障害していくのでしょう。いくつかの経路が考えられています。[20,21]

- **生理的なストレス反応**：強いストレスは、遺伝子（ＤＮＡ）や細胞を傷つけ、神経系、神経内分泌系、免疫系を含む多くのシステムに変化を起こすことが知られてきています。ストレスホルモンであるコルチゾールが長期に放出されると、発達途上の脳には構造と機能の変化が起こります。また内分泌、免疫機能に異常が起これば、メンタルヘルス、心血管系への悪影響にもつながります。
- **ストレスに対処するための行動**：強いストレスによる緊張や心理的苦痛を逃れるため、自己治療的に、不健康な行動（例えば喫煙、飲酒、過食など）に至り、年月を経る中で生活習慣として定着してしまいます。フェリッティという医師は、ダイエットがうまくいかずリバウンドを起こした肥満患者に、次の対策を立てようと面接しました。この時、多くの患者たちに子ども時代のトラウマ体験（性的虐待）があり、それによる不安や恐怖を和らげるために過食していることがわかり、たいへん驚いたそうです。医師仲間に伝えてもあまり信じてもらえず、それが最初の大規模で画期的な小児期逆境体験研究を行うきっかけとなりました。

- **社会経済的地位の低さ**：ストレスの多い環境で育つと、教育を受けることやその後の就労に向ける、精神的活力、意欲が減ってしまいます。その結果、低学歴、低所得に留まり、長期の健康維持に悪い影響が出ます。
- **発達の停滞**：その環境のために情緒、心理的発達が阻害されると、子どもは自分の感情を調整したり、不安な気分をうまくやり過ごすことができなくなり、その後に起きうるストレスの高いイベントにも過敏になります。容易に否定的な思考が起こり反応するため、情緒行動上の問題に至りやすくなります。

精神疾患と小児期逆境体験の関連

小児期逆境体験は子どもたちのメンタルヘルスに、甚大な影響を及ぼします。将来精神疾患、特にうつ病、双極性障害（躁うつ病）、不安障害、PTSD、物質依存、人格障害に罹患しやすくなることが、繰り返し報告されてきました。ここでは精神疾患と小児期逆境体験について、もう少し詳しく関連を見てみましょう。

まず日本で精神科医療を求める患者についての調査では、一つ以上の小児期逆境体験がある者は半数以上（六八・五〜九七％）[22]を占めていました。また精神科入院患者でも[23]、約六〇％を占め、一般人口より高いと推測されています。

マルトリートメントが精神疾患のリスクを増大する可能性を踏まえ、それまでに発表されてきた研究論文をメタ分析した、臨床症状と生物学的変化の両面からの考察があります[24]。

それによると、うつ、不安、物質使用障害の患者では、小児期逆境体験を受けていると、その精神疾患の発症年齢が低く、症状が重篤で、併存症が多く、自殺のリスクが高いこと、そして薬物療法への反応が悪いという特徴が確認されています。また脳画像による生物学的研究からは、脳の海馬の体積の減少と扁桃体の過活動という、脳の形態・機能異常が、マルトリートメントのある群にのみに認められていました。

近年、小児期の強いストレスにより、DNAを保護するテロメアと呼ばれる染色体の両端にある部分が短くなり、細胞が障害されて老化や前がん状態となり、将来の罹病しやすさ、寿命の短さにつながることがわかってきました[25]。遺伝子への後天的な変化（エピジェネティック）がもたらされ、これらの精神疾患の発症につながると考えれば、マルトリートメントの経験のある患者は、異なる生物学的背景を持つ一群として別に考え、治療にも配慮していくべきとされています。[24]
ここから、小児期逆境体験とそれぞれの精神疾患の関連を見ていきましょう。

うつ病、ＰＴＳＤ

うつ病は小児期逆境体験と強い関係があり、ＡＣＥｓ得点が高いほどうつ病になりやすいことが示されています。[4] また、もし小児期逆境体験がなければ、うつ病の五四％、自殺企図の六七％は防げたとされます。[26] 小児期逆境体験があると、うつの発症が早く、病状は長く続き、重症になりがちで、[27] 子どもへの不適切養育に至るリスクは二倍になると言われます。[28]
ＰＴＳＤも小児期逆境体験が背景にあることが多く、小児期逆境体験がある人では一生の中でＰＴＳＤと診断されるリスクは四倍以上になるとされています。[28]
古い事例ですが、一九九〇年代、米国の研究室でＰＴＳＤ関連の仕事をしていた筆者（伊東）が、帰国直後に経験した事例を詳細の一部を改変して紹介します。

事例：難治うつ病の六〇代女性

退職する高齢の医師から、難治うつ病の女性患者を引き継ぎました。ネグレクト、暴力のある貧しい家庭で育ち、学校でもいじめられ、中学卒業後に就労したという生活歴がある方でした。「訴えが多いけど、身寄りもほとんどないから、あなたよく話を聞いてあげてね」と申し送られました。

お会いすると実際の年齢に比べ一〇歳以上は老けて見える方でした。縮こまった体躯と苦悶状の表情で、「身体が痛い……何もできない、眠れない……」、「人に会うことも外出も怖い……」など、ぽつりぽつりと呟きます。「たまに来てくれる姪には、『しっかりしなさい』と強く言われるけど、何もできなくてねえ……生きていても……」といつも自分のふがいなさを嘆き、こちらの対応に何か期待するわけでもなく、処方箋を受け取ってのろのろと帰るのでした。

ある時、台風の直後に受診されたので、「大丈夫でしたか？」と尋ねると、「雨戸のガタガタが……、本当に怖かった……」と言います。それをきっかけに、「家に誰か……押し入って来ないか心配で……」、「夫が来たら怖い……」と涙目になりながら、絞り出すように話し続けます。そして離婚し、すでに他界もしている夫から、かつて壮絶な暴力を受けたことを語り始めました。階段から突き落とされ、刃物を向けられたなどと、話は続きました。この頃の筆者は、DV被害者の面接などしたこともなかったので、話をどこに納めて良いかの見当もつかず、圧倒されながら聞いているばかりでした。

ふと我に返り、急ぎPTSDのスクリーニングを行ってみると、症状の多くが該当しました。いつものぼんやりした表情や態度からは判断しにくいのですが、常に過敏で過覚醒があり、フラッシュバックも頻回で、辛いようでした。かつての被害体験を話題にすることを避ける、回避症状もありました。子どもの頃の数多くの逆境体験から、早くから無力感を抱いたようです。

そのまま助けを求めることもなく、成人となってからも被害を受けやすい環境に身を置き、難治のうつ病に至っていました。

ＰＴＳＤの症状の把握の難しさと、小児期からの強いストレスの深刻な影響が示された事例でした。

不安障害

小児期のトラウマがあると、成人期の不安障害に至る可能性が高いことも知られています。性的虐待、身体的虐待があると、恐怖症、社会不安障害、全般性不安障害、パニック障害になるリスクが二〜三・八倍[29]となると言われています。

不安障害患者の中で、マルトリートメントの経験がある人は、よりうつ病を併発しやすく、症状が重症で、社会機能や生活の質が障害されると報告されています[24]。

年少時に教師に食事を強要されたエピソードなどから、長く会食や嘔吐の不安・恐怖が続き、二〇歳を過ぎるまで社会参加が制約されて苦しんでいた事例を示します。

事例：不安障害の二〇代男性

「繊細な子ども」と指摘された以外に大きな問題はなく、穏やかな両親に育てられました。明るく友人も多く、人気もありました。

小学校一年の時に、担任から「給食は全部食べること」と指導され、昼休みもひとり居残りで食べさせられることが続きました。小三から不安が強くなり、小四では食事が取れず体重が減り、希死念慮がありました。この頃から不登校がちになりそれが中学時代まで断続的に続き、高校進学は断念しています。

しかし家での生活は概ね落ち着いており、家族との外出や来てくれる友達と遊ぶことが楽しみでした。クリニックで長いこと心理セラピー中心に治療を受けていましたが、アルバイトで社会性を広げたいとの希望が出て、トラウマ治療を目的に紹介されました。

笑顔がさわやかで率直に語る好青年で、不安としては、会食、外出、一人での留守番などをあげました。また、自分が嘔吐したり体調が悪くなることを極度に心配し、それを克服したいと述べていました。加えて、小一時代の給食の強要や、プールで溺れそうになったことが外傷体験として意識され、PTSDの症状が多くありました。

治療としては、本人の強みを強化する支持的精神療法と、折々にEMDRによるトラウマ治療を行いました。経過中、溺れそうになった体験などいくつかのトラウマが処理できましたが、食事に関する心理的苦痛の改善は軽度に留まりました。

それでも社会参加の範囲は徐々に広がり、アルバイトは安定し、運転免許も取得できました。一〇年ぶりに電車に乗ることができ、単独での留守番の恐怖も減り、少人数であれば外食も可能になっています。

子ども時代にありがちな、教師からの極端な指導のトラウマ体験が、繊細な子どもに強い恐怖心と不適応をもたらし不安障害に至っていました。この例では、家庭内のマルトリートメントはなく、本人の向上心や家族の粘り強い支え、理解ある友人の存在が、回復を促進した要因と思われました。また長期間の心理セラピーが継続されて、全般的な安定化がはかられた中で、トラウマ治療が導入されたというタイミングも良かったと考えます。

しかし、一般にこのように好条件が整うことは少ないです。またケアにあたり、年少時のトラトラウマはあまり重視されません。不安障害への治療の他は、おそらく「ひきこもり青年」に対しての具体的就労支援が中心になって、本人の一見適応できそうな雰囲気から、支援者は励ます形で支援を進めていくことになるでしょう。トラウマの影響を把握しない中で刺激への暴露が促されるため、状況によっては恐怖と強い抵抗感から、かえって回復の遅れを招くこともあり得たと考えられます。

物質使用障害

小児期逆境体験の数が多いと、様々な依存症に結びつくとする多くの研究があります。違法薬物使用、依存、静脈注射での薬物使用のリスクは七〜一〇倍高くなり、もし小児期逆境体験がなければ、それぞれ五六％、六四％、六七％防げたとされています[30]。出生前の要因を除き後天的影響をみるために配慮された研究では、性交を含まない性的虐待を受けると将来薬物依存になるリスクは二・九倍、性交がある性的虐待では五・七倍高まるという強い関連が示されました。[31]同様に身体的虐待についても、若年成人の薬物依存へのなりやすさが高まります。

薬物依存の治療を受けている者の三分の二は、子ども時代に虐待やネグレクトを受けていると言われます。[32]薬物依存の患者における逆境体験の影響を調べた研究では、マルトリートメントを受けた患者は、薬物を開始する年齢が低く、危険な性行動や刑務所への収監に至りやすく、心理的苦痛の強さ、人格障害併発のリスクの高さが指摘されています。

飲酒や薬物への強迫的な依存は、過去のトラウマの心理的苦痛を和らげる、自己治療としての行動とされます。

「薬物は、そんな（暴力による）からだの痛みを一瞬、消してくれる」、「（ＰＴＳＤになると）とても複雑な葛藤をこころの中に抱えてしまう……こころの痛みを忘れたい、もうなにも考えたくない、感じたくないと思うために、薬物を使ってしまうんだ。」と、薬物依存の当事者は語っています。[33]

筆者の以前の勤務先の児童相談所で、依存症回復支援施設である「ダルク女性ハウス」の代表、上岡陽江さんをお招きし、児童福祉関係者向けに講演をしていただいたことがあります。当事者の方々も来てくださり、ご自身のことを話してくれました。安全面に配慮して、既知の上岡さんの質問に答える形で、その壮絶な生活史をたどっていきました。現在の精神面・行動面のさまざまな「不自由」と、一般社会の認識との大きなギャップ[34]などが、あっけらかんとユーモアの中で紐解かれ、たいへん濃厚な時間でした。

当事者の方たちは、このダルクという施設を自分の「居場所」とみなしていましたが、そこに落ち着くまでに、気の遠くなるような長い時間と、本人および支援者たちの膨大な物理的・精神的エネルギーが費やされていました。特に、傷つきからの回復や、成長に大切な若い時代に、薬物犯罪者として実刑を受けたため、いたずらに時が流れ、児童養護施設で育てられている実子とも交流できないままでした。犯罪者ではなく、小児期のトラウマに由来する精神疾患患者とみなし、適切なアプローチや心理教育を含めたトラウマ治療が提供されるべきであったと感じました。

＊＊＊

マルトリートメントを含む小児期逆境体験のもたらす様々な影響を示しました。特にうつ病、不安障害、物質使用障害などの精神疾患に至ると、長い期間その人は苦しめられます。世代間連鎖を断つためにも、早期に逆境体験を改善させる支援とケアが求められます。

第4章　重いトラウマを受けた子どもの精神科診断

トラウマを受けた子どもの精神保健ニーズと支援体制

ここまでの章で、トラウマや小児期逆境体験により、子どもの発達や人間形成、社会適応の多くの領域に深刻な影響が及び、経過の中で多彩な症状が認められ、予後も悪いことを示しました。それを踏まえれば、トラウマを受けた子どもたちには、これまでの負の体験や経過を十分に配慮された丁寧なケアが必要で、精神保健ニーズが高いであろうと理解できます。事実、虐待を受けて一時保護された子どもでは、その約半数に何らかの精神疾患があり[1]、海外の報告[2]でも、社会的養護にある子どもの六〜七割に、何らかのケアが必要とされています。

最近では虐待を受けた子どもの割合が六五・六％と高率の児童養護施設では、子どもの三六・七％が何らかの障害をもっていると言われています[3]。また通院している子どもは五・三％、投薬を受けている割合は三・四％という調査もあります[4]。

児童精神科医のブルース・ペリーは、トラウマが子どもの脳の発達に与える影響と回復への道筋を描いた著作[5]で有名ですが、「六歳前に分離された子どもの八〇％は明らかな発達上の問題があるのに、アセスメントが不十分[6]」と述べ、子どもの理解とケアのためには、身体面、情緒面、認知面、対人関係の側面など多面的に評価しなければならないとしています。子どもと接する支援者が、「トラウマのメガネ」（第８、９章で詳説）をかけて逆境体験を意識しつつ、将来起こりうる精神的不調を予測して早い時期から適切なケアへ導入することが望まれます。

精神保健の支援体制

このように、重いトラウマを経験している子どもへの精神保健の支援体制は、現状ではどのようになっているでしょう。保護者が子どもの精神保健ニーズを把握できれば、適切な医療機関を受診させるでしょうが、生活の場で深刻なマルトリートメントがある場合は、そもそも子どもの安全を守れなかった保護者ですので、積極的に子どもへの専門的ケアを求めることは少ないです。

その場合、子どもが利用している保育園、幼稚園、学校などが心配し、スクールカウンセラーや養護教諭、巡回指導の教員などがかかわって、地域の子ども家庭支援センターや児童相談所につなげることもあります。幼ければ保健所の健診から、保健師、医師が関与する場合もあります。

何らかの情緒行動上の問題や養育の問題があって児童相談所につながると、児童福祉司が子どもの社会養育環境を精査し、どんな逆境体験があるかを把握します。児童心理司は子どもの思いを知ると共に、各種検査を行い、心理学的アセスメントを行います。一時保護されれば、保護所での生活の様子を職員が評価し、必要があれば医師も面接をして、精神医学的評価、発達やトラウマの重症度を見立てます。

児童養護施設に入所すれば、施設心理職員による定期的心理ケアが行われることがあります。心理職員は、施設の中では比較的新しく配置された職種でもあり、また少し前まで、大学の授業で、トラウマを受けた子どもの生活臨床を学ぶ機会は少なかったため、個々の現場での試行錯誤や研修会への参加など自己研鑽により心理ケアを行ってきています。

このようにトラウマを受けた子どもたちへのケア・サポート体制はあるものの、現実には質、量とも十分なものではありません。また各機関に専門職の方が働いていても、「自分はトラウマの専門家ではない」との意識が強く、積極的にトラウマに触れることをためらう傾向があります。しかし、そもそもトラウマの専門家は世の中に多いわけではありません。まずは子どもたちに接する専門職の人たち皆が、トラウマの影響についてよく理解し、その視点からも子どもの状態を考えていくことが必要です。

複雑性ＰＴＳＤ

ここから診断について述べます。

一般にある状態に診断名をつけることで、臨床家の間に共通言語ができ、研究が進み治療法が開発されやすくなります。しかし精神医学の世界では、身体医学に比べ一致した診断名はつけにくいとされてきました。それは「こころ（頭）」に起きる複雑な現象を、言葉や表情、行動を媒介として正常／異常と判別する時、その臨床家が立脚する視点により捉え方がだいぶ異なってくるからです。身体医学のように客観的指標としての検査や、病変の視覚化が行いにくいという性質もあります。

トラウマにより精神的ダメージを受けることは、当然大昔からあったはずですが、意識されるようになったのは近代以降です。米国でベトナム戦争の帰還兵の社会適応の悪さから、ＰＴＳＤ（Post Traumatic Stress Disorder：心的外傷後ストレス障害）の研究が進み、日本でも阪神淡路大震災の後に一般に広く知られるようになりました。

ＰＴＳＤの診断は、戦争、災害、犯罪など、極度の脅威、恐ろしい出来事に暴露した後に、表４―１の項目が一カ月以上続く場合につけられます（ＤＳＭ―５）。

典型的な例を挙げます。例えば交通事故という衝撃的な経験をした場合、あとで何かの刺激に

表 4-1　PTSD の診断基準（DSM-V より）

①侵入症状：その出来事がフラッシュバック（再体験）し強い心理的苦痛を伴う。 ②持続的回避：思い出す刺激を避けようとしたり、ひきこもったり、将来がない感覚を持つ。 ③認知と気分の陰性の変化：その出来事を思い出すことができなかったり、その原因や結果について歪んだ認識がある。否定的な信念や予想を持つ。怒りや恐怖などの陰性の感情状態を持つ。重要な活動への関心が持てない。孤立する。幸福や満足、愛情など陽性の情動を体験することができない。 ④覚醒度と反応性の著しい変化：過度に警戒心を持ったり驚愕反応を起こす。攻撃性で示されるいら立ちと激しい怒り、自己破壊的行動、集中困難がある。

よりその事故を思い出すと、心臓がドキドキして身体が強張り、当時の光景が鮮明に浮かんで怖くなるでしょう。繰り返しその場面とその時の身体の感覚がよみがえり、不眠や周囲への過敏さが出てくるといったこともあります。トラウマエピソードがこの事故だけであれば、「単回性トラウマによるＰＴＳＤ」と考えます。

しかし怖いことが、幼い頃から長期間、特に逃れられない生活場面で続くと、通常のＰＴＳＤの症状に含まれない状態や行動パターンが認められるようになります。こうした状態について何とか診断基準が決まり研究が進むことが期待されていましたが、虐待された子どもたちの示す症状は多彩で、なかなか適当な基準が決められず時が流れました。その間、例えば、ＤＳＭ診断基準で「特定不能の極度のストレス障害（ＤＥＳＮＯＳ：Disorder of Extreme Stress Not Otherwise Specifed）」とか、ヴァン・デア・コークによる「発達性トラウマ障害」という名称も提唱されました。

近年、疾病の国際的な統計基準としてＷＨＯが公表している診断分類の最新版「ＩＣＤ―11」（疾病及び関係保健問題の国際統計分類第一一版）に、ようやく「複雑性ＰＴＳＤ」という診断名が採用され、使われることになりました。これには通常のＰＴＳＤの諸症状に含まれない、次の三つの症状・行動が加えられています。

①**感情制御困難**：感情反応性の亢進、暴力的爆発、無謀な／自己破壊的行動

②**否定的自己概念**：自己の矮小化、敗北感、無価値観などの持続的な思い込み

③**対人関係障害**：他者に親密感を持つことの困難さや対人関係・社会参加の回避／関心の乏しさ

これら三つについては第2章でも触れました。本人も生きづらく、周囲の対応も難しいものですが、「複雑性PTSD」の診断名を得て、治療者、支援者は子どもについて理解しやすくなり、より良い治療ケアができるようになることが期待されます。

発達障害の併存が多い理由

複雑性PTSDの診断に、ASD、ADHD、LD（Learning Disorder：学習障害）などの発達障害の診断名が併記されることは少なくありません。不適切養育を受けたことと発達障害の症候とは、類似しかつ深いつながりがあるからです。

第1章の2番めの重度ネグレクト男児Bの事例や、ルーマニア孤児の実例でも述べましたが、重いネグレクト環境で育つとASDに似た症状を示すことがあります。このような場合、コミュニケーションが拙劣で社会性が乏しく、感覚刺激に敏感だったり鈍感だったりします。また興味の幅の狭さ、こだわり等の問題があります。

一方、身体的虐待を受けPTSD症状としての過覚醒や侵入症状が目立つ場合は、ADHDに見られる多動・衝動性、不注意の症状を示すことがあります。

また、発達障害の子どもたちは、その特性から一般的な育児ではうまく育たないことがあり、養育者の負担は大きくなります。そして養育者に余裕がなくなれば、子どもへの不適切養育に至る機会が増えます。

親自身が、育ちの中で存在を否定され、自らの努力の結果によってしか価値を認められなかった場合、常にまわりからの評価に過敏になります。そして、認められるために、「一生懸命頑張る」ことが、生きるための大きなテーマになります。そのような親は、子どもが平然と迷惑行為を起こすことが理解できず、強い拒否感を抱きます。その子どもの特性からの行動であると受容する代わりに、それを自分に向けた子どもの悪意であると受け取り、苦悩しマルトリートメントに至りがちです。

また、親も子どもと同様の特性を持つ場合も少なくありません。例えば息子と父親が共にＡＤＨＤであると、子どもの多動で乱暴な行動に、父が怒り、衝動的に手を上げてしまうことがあります。また双方がＡＳＤであると、予測したり相手に気持ちを合わせることが苦手な親は、マイペースに振る舞う子どもへの対応に疲労し、身体的暴力や、放置してネグレクトに至るかもしれません。

ストレスが多い

発達障害の特性から環境に適応しにくいことも多いです。例えば音や光、気温など感覚刺激に敏感であったり鈍感であると、通常の生活環境にいるだけでも、ストレスが大きいのです。誰かから注意を受け、それが一般的なものであっても、予測できずに驚いたり、相手の声の大きさに過敏に反応してトラウマとなってしまいます。記憶力が良い場合には、より長くフラッシュバックに苦しめられてしまいます。

コミュニケーションが苦手であれば、例えばグループで話し合ったり、皆の前で発表するなど普通にある学校の課題に、必要以上に強いストレスを感じるものです。

いじめられ体験が多い

ASDの子どもたちは、いじめられ体験が多いと言われています。[7] その理由として、行動や興味の独特のパターンが同年代の子どもを戸惑わせたり、からかわれる材料になってしまうことが挙げられます。単独で行動することを好んだり、コミュニケーションが円滑でないため、社会的手がかりをうまく使えず、助けを求めにくいことも多くあります。さらに、自分の感情を把握し適切に表現することが苦手であると、ますます周囲は深刻な事態に気づきにくくなります。

そうしたいじめ被害から逃れられない体験が重なれば、さらに無力感を抱くようになります。

トラウマによる影響が多く出る

発達障害の子どもでは、トラウマによる影響も多く出ると知られています。虐待を受けた子のうち、ASDの子どもは、そうでない子よりも、自殺企図で六倍、性的逸脱行動で八倍のリスクがあると報告されています[8]。また一般にトラウマ体験は、攻撃性、集中困難、社会的孤立、対人関係を築くことの困難、常同行動の増加につながりますが、実はこれらはＡＳＤの症状でもあります。そのため、トラウマ体験による影響が重層していることは見逃がされ、適切な治療を受けられにくいことも懸念されています[9]。

発達障害の子どもの症状が多様であるように、外部からストレスを受けても、反応の出し方と回復は個々により大幅に異なることには注意が必要です。周囲が本人の特性や得意、不得意をよく理解し、その子どもに合わせて支援を工夫していく必要があります。

第5章　児童福祉の現場におけるトラウマ

児童福祉の現場では、特有の、トラウマが多い場面や状況があります。子どもだけではなく、支援者側にもトラウマが多いのが特徴です。

以下、場面と対象者別に、順を追って見てみましょう。

一時保護によるトラウマ

子どもの命を守るためにたいへん重要な児童相談所の機能である一時保護でも、トラウマは課題です。

メディアが子どもの虐待死事件の経過を振り返り、「なぜこの時、保護しなかったのか？」と非難することがあります。職権で一時保護を行うことができる児童相談所長は、そういった社会的要請に応えようとします。担当の児童福祉司は子どもの意志を尊重したり、親の同意を得て保護するよう努力してはいますが、必ずしも親子の同意は一時保護の要件にはなっていません。強力な支援であるがゆえに、関係する人々に強いストレスを与えがちです。

子どもを一時保護された親

児童福祉がかかわる親は、元々トラウマをたくさん抱え、現在の生活でも病気や失業、経済的問題、家族内不和があったり、社会的に孤立していることが多いです。そのような親が子どもを一時保護という名目で児相に連れ去られると、強いストレスを受けるのは当然のことです。そのことがかつて受けた自らの被害体験に重なれば、フラッシュバックが起きて混乱に繋がります。

普通、虐待状況では親子の関係性は煮詰まっているため、子どもを家から離すという公的な支援は、冷静に考えれば、親にも歓迎されるはずです。子どもの安全が担保され、親子に少しの時間的猶予が与えられるからです。口では不満を述べながらも落ち着きを取り戻していく親は多いです。

しかし、深刻なトラウマを抱えている場合、一時保護を児童相談所という権威的機関からの攻撃と捉え、昔自分を排除した学校や社会の仕打ちと同じように感じ、その時の恐怖や嫌悪感、強い怒りが沸き上がってきてしまいます。児相への反発と攻撃はトラウマ反応特有のたいへん激しいものとなり、説明で理解は進みません。児童福祉司から宣告された言葉や映像などが頭の中に刻み込まれ、強いこころの痛みが何年も残り、親を苦しめることがあります。その後も親が児相との話し合いに参加できなければ、子どもは家から離れた生活の場に留まらざるを得ず年月が過ぎていきます。

児相の一時保護の介入は、多くの子どもと家族に回復への道筋を与えるため、それと並行した親支援（トラウマケア）も近年重視されています。

一時保護所の運営の難しさと子ども

保護された子どもの生活する一時保護所の様子はどうでしょう。入所した子どもの精神医学的評価を行った報告では[1]、八割は「何らかのケアが必要」で、三割強は「医療機関での入院治療等が必要なレベル」であったとされます。一時保護はそのような、医療が必要ながら様々な条件で医療機関がかかわっていない子どもたちの安全を守り、ケースワークを行っていくセーフティネットの役割があります。元々一時保護所には、多様な状態やニーズのある子どもたちが集められ、集団生活をさせるという設定の難しさがあります[注1]。都市部では保護児童数が増加し、入所期間が長期に及ぶ背景が複雑なケースも増えています。発達障害の特性で人とかかわることが苦手な子どもが、事前にイメージを持てないまま集団生活に入ると、うまく馴染めないこともあります。また安全面からの制約もあり、特に思春期の子どもは不便を感じがちです。それでも多くの子どもは大人の説明になんとか納得し耐えようとしており、保護所職員も少ないマンパワーの中、子どもそれぞれのニーズに応えようとはしています。

児童自立支援施設の子ども

近年、児童自立支援施設には、非行が主訴でも、虐待を受けた背景や発達障害で対人関係を築いたり円滑に生活を送るスキルに乏しい子どもの入所が増えています。その成長のためには支援者のかかわりが重要ですが、トラウマ体験があると、大人の指導や励ましを叱責と捉えて強い恐怖に感じ、トラウマの再体験になることが少なくありません。大暴れをしたり、無断外出などの行動化が起こると、その反応は反抗的に見えて「問題行動」と捉えられ、さらに強い指導やペナルティの対象となり悪循環に陥ります。それは言わば消防士が火災の元を消火しようとしているのではなく、煙と闘っているようなもので、本質的な対応とはなりません。子どもが生活上のストレスばかり感じ、別の楽しさを見つけられなければ、この施設で過ごす時間はたいへん苦痛なものとなります。そして実際はこの期間に落ちついて取り組んでできるようになったことは増えているのに、後日、在籍時のことを振り返ると、トラウマのためにその記憶はすべてネガティブ

注1　令和元年度東京都一時保護所の外部評価結果[2]では、施設満足度は半数強が「よい」としていました（「とてもよい」二九%、「ややよい」二六%、「よくない」一二%、「ややよくない」一一%、「どちらともいえない」が二一%）。改善が望まれる点として、「児童及び職員のストレスを軽減し安心できる生活を送るために、児童集団を小さくする必要がある」、「専門性のある人材の育成及び、職員間の連携強化による総合的な見立てと支援を行う必要がある」が挙げられています。

なものに変換されていることが少なくありません。

精神科医療のかかわりは以前に比べ積極的に行われ、現場の職員の経験や個人的努力に依存しながらもなんとか運営されていますが、非行だけではない子どもの特性や状態に合う方向への体制整備はなされにくい印象です。この背景には、この施設が長年直面してきた、トラウマを持つ子どもたちが連鎖反応的に不安定になった時にもたらす破壊力の大きさへの無力感があるのかもしれません。マンパワーが限られた中で、対応に高い専門性が要求される難しい思春期の子どもたちを、集団でみていかなければならない現場、組織の苦悩があります。また入所中、児相による家庭復帰に向けた家族への支援は十分でないことが多く、中学卒業に合わせて家に戻ってもほどなく生活が乱れるなど、施設でのよい体験が生かされにくい現状です。

支援者が受けるトラウマ

トラウマ体験のある利用者の不安定さは、対応する支援者に疲弊をもたらします。支援者が利用者の怒りや攻撃の標的になってしまい、強いストレスを受けてトラウマに至る場合が少なくありません。過覚醒、侵入症状、回避症状のＰＴＳＤの症状が認められ、例えば利用者や同僚の些細な言葉に反応して怒ったり（過覚醒）、担当している利用者の話をしたがらなくなること（回避）があります。

また被害体験を聞いたり、一緒に考える作業を共感しながら行う業務であると、自身は実際に体験したことがないのに、外傷性のストレス反応「二次受傷」を起こすことがあり、きっかけになるストレスは「二次的外傷性ストレス」と呼ばれます。性的虐待、身体的虐待など重篤な子どもの虐待が職場で話題になったり、実際に目撃することは心労を伴います。支援者自身が未解決のトラウマを抱えている場合は、なおさら深刻な負担となります。

対人援助という仕事の性質上、多様でストレスフルな状況は避けられず、予測できない時間帯に仕事が生じることもあります。そのために、人と接するという要素それ自体が支援者のこころの健康を妨げてしまいます。元々仕事への志の高い支援者であっても意欲、士気が低下してしまいます。

また「代理受傷」というその人本来の世界観が変わる状態になることもあります。新たな変化に悲観的で無力感があり、直面している困難に疲弊しています。仕事上の経験を自分の物の見方に投影してしまいます。例えば、公園で手をつないでいる父娘を見た時、通常の幸福な家族とみなせず、家でその子どもが虐待を受けているのではないかと心配するようなことです。

さらに「燃えつき、バーンアウト」という状態があり、対人サービスに従事したことから心身のエネルギーを使い果たした極度の疲弊を意味します。仕事の対応能力が限界に達したことによるとされます。不安、イライラ、自尊心の低下、身体症状（睡眠障害、高血圧、頭痛）などが認められます。[3]

児童福祉領域では二次的外傷性ストレスが多い

支援者がこのような二次受傷、ＰＴＳＤ、代理受傷を受ける頻度は高く、トラウマケアを行う治療者で六～二六％といわれます。特に児童福祉の仕事では、三四～五〇％の高率が示されています。[4]これは被害を受けた子どもへの支援という情緒的性質、ケースの深刻さと複雑さ、組織から求められる達成水準の高さ、仕事量の多さなどがあるためとされます。

児童福祉司：米国のある調査では、回答のあった児童保護局のケースワーカー一八七人のうち、三分の一が仕事に関連するＰＴＳＤの基準に合致し、少なくとも一つの二次性外傷性ストレスの症状が認められた者は、実に九割を超えていました。[5]

日本の児童福祉司に関する全国調査では、二〇一八年に「うつなどの精神疾患で休職した人」は二・二％おり、多忙とされる教員の精神疾患休職率〇・五七％の四倍にあたるとされます。[6]保護者対応の難しさ、担当ケース数の多さ（五〇件程度、米国二〇件の倍以上）、時間外労働時間の長さ（月平均四〇時間を超える自治体は一六％超、「過労死ライン」の一〇〇時間超えの職員がいる自治体は三割超）、公務員として一般職員と同様数年で異動するため経験の浅い職員の多さ（約半数が勤務経験三年以内）が背景にあると言われます。[7]また一時保護など強制力のある「介入」と、逆の方向の「親支援」が同じ児童相談所で行われている体制上（近年担当者は分けられていますが、同じ組織の中で両方が行われているため、親からは違いがわかりにくい）、親からの攻撃を受けやすく、激務の中で多くの職員が精神的不調を来してしまいがちです。

児童養護施設の職員：児童養護施設でも職員の負担は大きく、若手職員の定着率の悪さが長年の課題となっています。新任職員の困り感を問う調査では、「子どもとのかかわりの困難性」や「子どもの暴言・暴力・行動化」などトラブルの対応で困るとの回答が多く[8]、職員の退職については、常勤職員の年間の離職率一二％のうち二〇代の占める割合が半数を超え、入職後三年以内は半数近くに及んでいます[9]。

児童養護施設の八割弱の職員が、子どもとのかかわりの中で何らかのストレスを感じているといわれ[10]、そのトラウマ体験は組織と職場の文化にも影響を与えます。ストレスへの適切な対応がなされないと、職員の入れ替わりが激しくなり、子どもとその家族を支援する組織全体の機能が落ちてしまいます。

児童福祉を志す人は、そもそも心身健康であるとの自負をもち自分自身に起こるトラウマ反応を受け入れにくいようです。その昔、子どもから攻撃を受けて不安定になった職員で、ＰＴＳＤ症状が著明であるにもかかわらず、それを否認し自身が休んだり、治療を受けることは念頭にない人に会ったことがあります。問題を起こす子どもに怒りを向け、それに共鳴する他の職員も加わり皆で感情的になり、子どもを非難、そして子どもを措置した児童福祉司にも怒りが向けられ、関係者会議は大混乱に陥っていました。最近は職場のメンタルヘルスの意識が高まっているので、ここまでのことはないでしょうが、難しい子どもへの対応は心身への負担がたいへん大きいという認識をみんながもっていることが大事です。

第6章　トラウマの脳への影響

まだ完成していない子どもの脳は、ストレスに脆弱です。情緒行動上の問題への対応やケアを考える時、この幼い脳がトラウマによるストレスにどのように影響されているか知っておくことは、トラウマを理解した支援を行う上で殊に大事です。

近年のこの領域の研究の進歩は、目を見張るものがありますが、筆者（伊東）はその黎明期に一時、研究の場に身を置いた経験があり、それも踏まえながら概観します。

「虐待は大脳辺縁系にダメージを与える……」

一九九〇年から四年間、筆者は米国マサチューセッツ州ボストンに住む機会がありました。何か研究ができないものかと現地の人に聞いたところ、ハーバード大学マクリーン病院のタイシャー先生の名前が挙がりました。「小児神経と精神科の経験があります」とアピールすると、快く研究室に受け入れてもらえました。初めてお会いした先生は、物静かながら研究のアイデアがたくさん浮かんで楽しくて仕方がない様子の方でした。

虐待に関するプロジェクトを始めた話になり、「子どもの虐待によるストレスは、大脳辺縁系にダメージを与えると思うんだ……君はどう思う？」と、じっと見つめられました。精神的ストレスが、脳の特定の部位に影響すると考える人にはそれまで会ったことがなく、正直度肝を抜かれました。

この九〇年代初めに、児童虐待から精神医学的問題が生じているとの報告は出されていましたが、この領域の専門家でも、トラウマ反応は心理的な影響から起きていると信じていました[1]。まして筆者のような駆け出しの臨床医には、精神的ストレスが脳へ具体的に影響するなど、考えが及びませんでした。

後からわかったのですが、元々先生は動物を使った母子関係の生物学的研究をされていて、まだ生物学系の学生だった二〇代の頃から、サイエンスやネイチャーなど、超一流の学術誌に論文をたくさん載せていました。研究を継続しながら医学部を卒業して精神科医となり、これから精神科関連の生物学的研究をしようと研究室を構えた矢先でした。研究室は小さいながら、著名な外部の研究者も多く出入りし、活気ある雰囲気でした。

その後三〇年、先生は尽きることのないエネルギーで研究を進め、生物学的精神医学の発展に貢献されています。そしてマルトリートメントの研究者であれば、今では誰もが大脳辺縁系の障害があると心得ています。二〇一四年に名古屋で行われた「第二〇回子ども虐待防止世界会議」に招聘され、「子ども虐待が脳に影響を及ぼしやすい時期と虐待の神経生物学的後遺症および精神病理学的後遺症」という講演をされています。筆者もホールの片隅で、感慨深く拝聴しました。

虐待を受けていると、脳波異常が多い

タイシャー先生は、精神科医になって間もなく担当した患者を通して、側頭葉てんかんの症状が、虐待経験のある精神疾患患者でよくみられることに気づきました。側頭葉てんかんの症状をスコア化し、虐待の既往との関係をみると、虐待群に側頭葉てんかんのスコアが高い、すなわち大脳辺縁系に関連した症状がよくみられることが見いだされました。それまで虐待と脳波異常の報告は少なく、性的虐待で脳波異常が高かったとする一九七〇年代の報告はありましたが、脳波異常のある状態そのものが性被害を受けるリスクになっているからではないかと結論づけられていました。

タイシャー先生のご指導で筆者が研究室で最初に取り組んだのは、ある一年間にマクリーン病院の児童精神科病棟に入院した子ども一一五人について、神経学的異常所見と虐待歴を独立に抽出して、関連をみる研究でした。虐待のストレスで大脳辺縁系に変化が起きているとすれば、脳波異常として示されるのではないかと考えていました。そして得られた脳波異常の割合は、虐待

を受けていない入院患児では二七％であったのに対し、虐待を受けていると五四％、その中でも一番深刻な、身体的虐待と性的虐待の両方を受けた子どもの場合は七二％と、たいへん高い割合でした。虐待の程度が重いほど神経学的異常を示す割合が高いという結果で、当初の仮説を裏づけるものでした。[2]脳波の異常は前頭部・側頭部に、特に左側に二・五倍も多く認められました。この左右差があることは、研究の前には予想していなかったことで、その後の研究につながりました。

日本の虐待を受けた子どもでも、脳波異常が多い

その後、筆者は帰国して勤めた児童相談所で、虐待を受けて家から離れ、児童養護施設で生活している子どもたちの生活状況、精神面の様子を定期的に追跡調査する機会がありました。その時に実施した脳波検査では、経過観察中、四六％の子どもに明らかな脳波異常（棘波、棘徐波複合、鋭波などの突発性異常。14＆6Hz陽性棘波は除く）が認められ、虐待を受けていない対照の一三％に比べて高く、米国の入院患児の結果を日本でも確認するものでした。[3]

また保護された直後には脳波異常がなかった子どもの三分の一が、経過中新たに異常所見を示していました。この間、施設で生活する子どもに直接強いストレスが与えられた事実はなく、例えばフラッシュバックのような形で、小さなストレスが頭の中で繰り返し起こり、キンドリング（燃え上がり）に近いメカニズムが働いて脳波異常となったのではないかと考えました。キンドド

リングとは、脳に少しの電気刺激を繰り返し与えると、やがて生理的反応や行動上の反応が増し、てんかん発作に至る現象です[4]。

ストレスが去っても、頭の中で傷つきは続く

キンドリングは、トラウマ体験から六カ月以上経ってから発症するＰＴＳＤの反応のモデルとしても考えられています。ストレスを受けると大脳辺縁系の神経学的変化から、電気的興奮の閾値が下がり、脳波異常と症状の再体験を導くのではないか、侵入的な記憶が繰り返し蘇り、海馬と扁桃体を刺激しＰＴＳＤに至るのではないかと言われています[5]。

従来、ＰＴＳＤとてんかん発作の関連については、あまり注目されてきませんでした。また前述の児童相談所での追跡調査は、対象が限られた数であったためかけいれんを起こした子どもはいませんでしたが、最近の台湾の多数のＰＴＳＤ患者（六四二五人）を三年間追跡した研究では、ＰＴＳＤではてんかんの発症率が高い（年間一〇〇〇人当たり、二・六五人対〇・三三人）ことが示されています[6]。

トラウマをもたらした強いストレスがなくなった後でも、その人の頭の中では、電気的な興奮による「物理的な傷つき」が続いていると考えられます。

脳の発達

他の動物に比べ身体や力が必ずしも優れてない人類が、地上で長く生きのびて来られた背景には、他に類をみない脳の発達があると言われます。脳は、環境の変化に柔軟に対応できるよう、驚くほど複雑で効率的にできています。遺伝的背景に、環境・経験の要因が加わって、脳は発達していきます。

脳は下から積み上げていく

脳は成長と共に、下位の脳幹・間脳から、大脳辺縁系、そして大脳へと、上位に向けて徐々に積み上がるように、異なる時期に発達して機能を完成させていきます（図６―１）。下位の脳幹は基本的な生存に必要な心臓血管系、呼吸機能をつかさどり、出生時には完成しています。感情や記憶に関係する大脳辺縁系、また複雑な抽象的思考などを行う大脳新皮質の発達には、生後の「経験」も重要となり、完成には何年も待たなくてはなりません。特に上位の脳は、下位の脳が順調に発達していることを基盤に成熟していきます。

情報を伝達する神経伝達物質として重要なドパミン、ノルアドレナリン、セロトニンなどは、下位の脳幹・間脳から脳の全領域に放射され、多様な領域が同時にコミュニケーションを取るこ

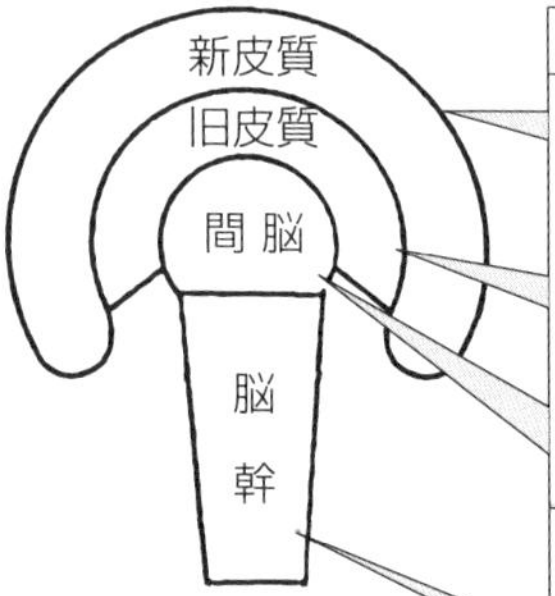

部位		主な役割
大脳	新皮質	●知的活動
	旧皮質（大脳辺縁系、嗅脳など）	●本能、情動、記憶
	間　脳	●感覚情報の中枢 ●自律神経機能
脳幹	中　脳	●呼吸・循環など、生命維持活動の中枢
	橋	
	延　髄	

図 6-1　脳は下から積み上がる

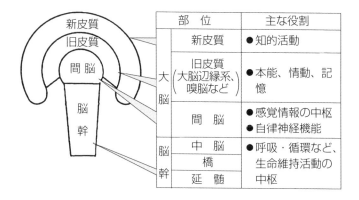

とを可能にし、発達を調整します。[7] 多くの脳の部位がつながり、神経ネットワークが作られ、他者との交流や環境への適応などのためより複雑な情報を受け、処理し、統合することができるようになります。

下位脳が上位脳をコントロールする場合もある

従来、上位の脳が下位をコントロールすることが強調されていました。しかし近年、状況によっては脳幹・間脳が、環境による自律神経系の興奮や恒常性を、上位の大脳皮質の関与なしで変えていくことがわかってきました。

感覚情報が脳幹・間脳に入って来た段階で、その刺激は分類され、統合、貯蔵、反応することがスタートします。同時に反応する領域が結びつけられます。この段階では上位脳はかかわっていないので、その情報は意識には上がらず、言葉にもできません。感覚情報の処理のほとんどは意識外で起き、新しく、脅威を与えるような重要な情報だけが、より上位の脳に伝えられ注意が払われることになります。

大脳辺縁系、大脳新皮質などの上位に伝わった情報は、過去の記憶と照らし合わされ、分類され、文脈にあてはめられ、経験に基づいてさらに複雑な解釈が行われ、意識化されます。この時点でようやく、自分でもわかる感情的体験となります。[8]

よい刺激の繰り返しで脳はよく発達する

出生後は、適切な刺激を受けたり神経の髄鞘化が起こることで、情報伝達は効率的に進むようになります。神経ネットワークが活性化され、それが何回も繰り返されることで強化されます。泣いたりぐずったりする子どもの発信に、養育者が繊細に声をかけたり、やさしく見つめたり、世話をすることは、子どもに適度の感覚情報（光、触覚、臭い、音）が入ることを意味し、脳を育てる良い刺激となります。情報入力だけでなく、養育者と子どもの双方が、相手を刺激し、また相手から刺激され、という相互作用も重要です。この毎日の養育者との経験などによって、脳のどのネットワークが保持されていくかが決まり、さらに無駄のない情報処理が行われるようになります。反応のよい環境、支持的な養育者との関係から、強固な神経ネットワークが築かれ、それが将来の新しい能力や身体と精神的健康の基礎となります。

またこのような成熟の仕方は、「利用依存的」と言われます。例えば情緒的な成長や言葉の獲得などは、幼児期に多く達成されますが、その後も新しい体験に反応する形でシナプスが作られ、成人になるまで発達は続くのです。この脳に、環境によってその構造を変えていく能力があることは同時に、有害な経験によっても変わることを意味します。

強いストレスの中を生きのびると

一般にストレスにさらされると二つの系統、自律神経系（交感神経―副腎髄質系）と内分泌系

（視床下部―下垂体―副腎皮質系）の反応が起こり、ストレスホルモンであるアドレナリンやコルチゾールが分泌されます。

自律神経系の交感神経系が優位になると、心拍数や血圧が上昇し、血糖値が高まり、体全体にエネルギーが供給され活動的になって、危機を乗り越えようとします。一方で、胃腸の働きは悪くなり、免疫細胞の働きも低下します。急性期に不要な消化機能や免疫力などは犠牲にされ、一時的に体の活動力を限界まで高めるのです。この交感神経系の瞬時の応答は、緊急時に敵と闘うか逃げるかの「闘争／逃走反応」の準備となり、サバイバルに重要と言われます。

コルチゾールも、脳と身体がストレス状況に耐えることを助けるものです。急激に一時的に分泌されるのであれば、エネルギーを動員し、ある種の記憶を強め、免疫反応を活性化します。しかしストレスが慢性化して分泌が長く続くようであると、免疫機能や記憶力は低下し、代謝性疾患や筋肉の萎縮を招きます。また多くの脳の領域の機能にも、変化をもたらします。

よい刺激がないと乳児は生き延びられない

子どもに必要な刺激が与えられず、養育者との相互反応が得られないと、年齢が幼いほど生存にかかわる深刻な影響が出ます。「適度な刺激が与えられない」こと自体が、生後間もない子どもの大きなストレスとなり、身体の成長と免疫機能が障害されやすくなります。これには、コルチゾールの値の慢性的な乱れがかかわっているのではないかと推測されています。重いネグレクトの中で育つと、脳の成長の指標である頭囲が小さく、身体も小さく、粗大運動や協調運動の問題(動きの不器用さやぎこちなさ)も認められることがあります。身体的健康が損なわれ、感染にかかりやすく、早期の死亡のリスクにさらされます。

脳へのトラウマの影響の機序

ストレスによって出された、コルチゾールなどのホルモンとアドレナリンなど神経伝達物質は、感受性の高い時期の神経系の発達に、大きな影響を及ぼします。その時期は、ニューロンの形成、シナプスの形成と刈り込み、神経線維の髄鞘化が起こる時であり、海馬、扁桃体、大脳皮質、小脳、そして白質の領域が影響を受けやすく、後年の精神障害に至ると考えられています[1]。

ストレスを受けた大脳半球には左右差がある

前述した最初の研究で、思いがけず、虐待を受けた子どもの左半球に障害が強いという結果を得て、次は、大脳皮質の発達の程度とその左右差を知る目的で、脳波コヒーレンスという手法を使い、精神科入院患児一五人の脳機能を調べることになりました。この検査法は二つの電極間で波の位相のそろい具合をみるもので、その領域の成熟度がわかり、繊細な機能の違いを検出するのに有用です。実施してみると、虐待を受けた子どもでは、受けていない子どもに比べ左半球のコヒーレンスが高い、つまり分化、成熟していないことがわかりました。[9]

右利きの人の優位半球である左半球は、生後数カ月以降の年少児で、右半球よりも早いペースで成熟するとされます。この急速に発達する左半球が、よりストレスに脆弱な可能性があるのではないか、そして神経伝達物質の大脳半球での分布の左右差が、この結果に関連しているのではないかと推測しました。[9]

その後、脳の生物学的研究の多くは、画像技術の飛躍的な進展により、高解像度ＭＲＩやｆＭＲＩ（脳の血流変化を測定するＭＲＩの脳機能イメージング法で、視覚、聴覚、運動、認知機能などに対する脳活動の研究に利用されている）などを使っての、より細かい領域の変化を探る方向に移り、脳波を使った研究はあまり見られなくなりました。しかし一〇年以上経って、カナダの研究者がこの研究の追試を行っています。虐待の既往があり入院していない思春期女児三八人を厳密に選び、左半球のコヒーレンスが高いとする同じ結果を得ています。[10] そして、マルトリートメントの程度が重いほど、左半球のコヒーレンスが高いという相関もありました。ストレスの大脳皮質の発達への影響が改めて示されています。

左右の大脳半球の連携が悪い

研究室に同時期に在籍した精神分析医でもあるシェファー先生は、この脳の左右差に注目し、トラウマのあるパーソナリティ障害患者がどちらの大脳半球で考えているかをみる研究を行っていました。被検者にビデオを見せて記憶を蘇らせ、その時の聴覚性誘発電位の反応から、左右どちらの半球が優位に使われているかを検討したのです。

虐待歴のある人では、何でもない普通の記憶について考えている時は左半球を使い、昔の嫌な体験に結びつく記憶には右半球を使っていました。一方、虐待を受けた経験のない人たちでは、使う半球にこのような偏りはありませんでした。トラウマ体験のある人に、両半球をうまく統合して使っていない可能性が示されました[11]。

通常、優位半球である左半球は、言語的、論理的思考、計算などをつかさどり、劣位半球である右半球は、空間的能力、音楽的能力、直感的理解をつかさどるという違いがあります。脳に情報が入ると、左右の半球は連携し情報をやり取りしながら機能します。この連絡通路は、脳梁と呼ばれる神経線維の太い束です。大脳が著しく発達しているヒトでは、この脳梁もよく発達していますが、これを切り離すと左右の大脳半球は協働せず、各々独立に機能することになります。

難治性てんかんの治療に、脳梁を切断する手術があります。片方の半球で起きたてんかんによる異常放電が、反対側に伝わるのを防ぐものです。切断してもそのことで日常生活ができなくなるわけではありませんが、例えば以下のような奇妙な障害が起こります。

- **閉眼した状態で、左手で触った物の名前が言えない**：左手からの感覚情報は右半球に入りそれが何であるかわかりますが、言語中枢のある左半球にその情報を送れないので、物の名前が言えません。

- **口頭で命じられた動作を左手で行えない**：命令は左半球の言語中枢で理解されますが、左手の運動をつかさどる右半球に情報が伝わらず、動かすことができません。

トラウマに影響された未熟な半球が見つかった

シェファー先生は、虐待を受けた患者たちの大脳半球の使い方の特徴をより深く知るために、一方の半球だけを使えるようにできないかと、目隠しゴーグルを考えました。ゴーグルはテープで覆われ、左右どちらかの片隅を少しだけ見えるようにしたものです。例えば左隅だけ開いているゴーグルを使うと、右目は遮蔽され、左目の左隅の視野からだけ視覚情報が入ります。情報は左眼球の網膜の内側に入り、視交叉を経て右半球に像を描き出します。左半球へは脳梁を経て情報が入るはずです。しかし、両半球が統合できなければ、この左隅からの刺激で右半球が優位に活動し、左半球はほとんど機能しないはずだ、と彼は考えました。

その目隠しゴーグルを患者にかけてもらって面接をすると、どちらの半球を主に使っているかによって、その人の認知、物の捉え方や感情が明らかに大きく変わることを見出しました。多くの場合、一方の半球は成熟し現実的な思考ができる反面、別の半球が使われると、子ども時代のトラウマ体験に関連した未熟で歪んだ認知となります。例えば「世界は危険だ」、「自分は世界から拒否されている」などの見方が強まります。パーソナリティ障害、行動化と呼ばれる状態も、この未熟な半球の活動から起きているのではないかと考えられました。左右どちらの半球が未熟であるかは、患者によって様々でした。

精神分析医のシェファー先生は、この結果からトラウマ患者への精神療法の目的として、未熟な半球の存在と、それが過去のトラウマに由来していることを患者に理解させること、そして、半球を人格に見立て、成熟した半球から未熟な半球に、「昔は大変だったけど、今は安全になっているから大丈夫だよ」と教え、手助けさせて両半球を平和に統合していくことではないかとしています。[12]

有効性が確かめられているトラウマ治療のひとつであるＥＭＤＲ（眼球運動による脱感作と再処理法）は、目を左右に動かして記憶の処理を行うもので、驚くほどの速さで認知や感情に良い変化が得られる手法です。治療効果がなぜもたらされるかの理由の仮説の一つに、眼球運動が大脳半球間のコミュニケーションを強化しているのではないかというものがあります。この研究も、その根拠につながるものです。

実際に脳梁は小さかった

脳梁は、白質の中でも大きく測定しやすいため、ＭＲＩなどによる形態の研究が早くから行われてきました。そして一貫して、マルトリートメントを経験した子どもや成人で脳梁の容積は小さいとする報告が得られています。また虐待が重度であるほど、脳梁は小さいという相関と、ネグレクトを受けた男児で小さい、性的虐待を受けた女児で小さいということも示されています。

一方、ルーマニアの施設養育で重度ネグレクトを受けた子どもの研究からは、容積が小さかった脳梁が適切な生活環境に移された後で大きくなったと報告され、条件が整えば形態として回復する可能性も考えられています[13]。

ストレス時の大脳辺縁系と前頭前野

入ってきた感覚刺激が、以前脅威と判断されたものに近いことがわかると、まず下位の脳から、最初の警戒警報が鳴らされます。この反射的な脅威への反応は、生き延びるために重要です。大脳皮質が状況を理解して対処するよりも、はるかに短い時間で反応できるからです。しかし原始的であるため言葉を介さず、合理的でもなく、無意識の中で行われます。大脳はストレスで疲弊しやすいと言われ、強いストレスにある時は、下位の脳が上位にとって代わるようになります[8]。

大脳辺縁系は大脳の内側にあり、脳梁を取り囲むように存在します。発生学的に古い領域で、快、不快、恐怖といった原始的感情にかかわります。大脳辺縁系のいくつかの構成要素の中で、扁桃体と海馬は特に重要です。

扁桃体は外界からの感覚情報、表情や潜在的脅威を感知し、快・不快に加え、自分と子孫のために有益かどうかなどの判断を行い、自律神経・内分泌・骨格筋系による身体的な反応や行動、喜怒哀楽などの感情的反応を引き起こします。思考、言語を通さずに即座に危機を知らせ、行動に移します。例えば、犬嫌いの人が突然近くで大きな犬が唸っているのに気づいた時、恐怖が身体を走り、一瞬動作が止まってしまうことがあります。この時、犬の様子と唸り声の情報を有害と判断し、立ちすくむ行動をつかさどるのが扁桃体です。

海馬は、短期の記憶をつくり重要なものだけを長期的記憶に置き換え、大脳（側頭葉など）に送り長期保存に移行させます。特に強い情動が関係する記憶に関係し、恐怖反応がかつての嫌な刺激なのか、脅威の出来事なのか照らし合わせようとします。

大脳の前頭葉の一部である前頭前野は、人の大脳の三〇％を占め、二五歳以降も「経験」を重ねる中で発達していきます。抽象的な概念、判断、思考、計画、企画、創造、注意、行動や感情の抑制、コミュニケーションなどの高度な分析や判断といった「人間らしい」活動を、大脳辺縁系と連携しながら行います。

多くの生物学的研究は、ストレスに弱いとされるこの扁桃体と海馬、そして大脳皮質について行われてきました。そしてコルチゾールの分泌の増加は、扁桃体の活動、また海馬の成長と機能に影響することが知られています。

扁桃体：早期のマルトリートメント、ネグレクトの経験は、扁桃体の容積を大きくし、小児期にそれが明らかです。しかしトラウマに暴露されることで扁桃体の反応性が高まり、次第に容積は減っていき、思春期後期か成人期にそれが明白になります[14]。ＰＴＳＤのフラッシュバックで活性化し、衝動性、攻撃性、性的逸脱行動、脳波異常に関連します。

海馬：虐待体験のある成人では、海馬が小さいこと、被害の重症度と容積の小ささに相関があることが繰り返し確かめられています。特にストレスを受けた時期が三～五歳であると、最も大きな影響を受け、一一～一三歳でも軽度に影響されます。[15] ＰＴＳＤにより活動性が下がり、体積も減ることが示されています。

前頭前野：ＰＴＳＤによる血流の減少が繰り返し示されています。それは、自分の行動の結果を客観的にみられない、倫理観・共感性の乏しさに繋がります。年少時にネグレクトを経験した成人や思春期では、容積が小さいとの報告があります。[16]

小脳虫部について

小脳は四肢、体幹の動きの調節や平衡・眼球運動の調節、運動の記憶・学習にもかかわります。海馬と同じようにストレスホルモンへの感受性が高く、ストレスにさらされるとその発育に影響します。ノルアドレナリン、ドパミンの放出をコントロールしたり大脳辺縁系を調整しています。左右の小脳半球と中央の虫部に分かれますが、この小脳虫部にマルトリートメントの観点から関心が持たれています。

このことには有名な、ハーロウのサルの研究がヒントとなりました。この研究は、母から離された子ザルが、ミルクを出す金属製の母人形よりも、ミルクを出さない柔らかい布の母人形に気持ちを向けることを示したものです。赤ちゃんには心地よい感触が大事であることがわかりました。

しかし、この母から離されて育ったサルは、その後仲間とつき合えず、無関心、無気力で、自傷行為、攻撃的行動がありました。剖検では海馬と小脳虫部近くの部位に異常を認めたといいます。

そこで、子ザルを代理母のそばに置いて、ゆらしたり遊びの時間を加えると、この異常行動が和らいだと記されています。そのことは、固有受容覚（筋肉や関節で自分の身体の位置や動き、力の入れ具合を感じる感覚）、前庭覚（身体の傾きや揺れ、回転、加速度を感じる感覚）の刺激が効果的に働き、小脳虫部の発達が促進された可能性が推測されました。

また、虐待を受けた既往のある若年成人で、小脳虫部の血流の低下があり、その程度は大脳辺縁系の過敏さに相関したという報告があります[17]。小児期の強いストレス体験により、小脳虫部の発達が阻害され、大脳辺縁系の過活動を抑制できなくなっていることや、ロッキングや揺れるという前庭感覚の刺激は、小脳虫部の発達に必要なのではないかということが考えられています[18]。

現在、小脳虫部に関する研究は限られていますが、トラウマ体験のある子どものケアへのヒントになると思われます。

脳がトラウマを受けると子どもはどうなるか

サバイバルモードの脳は、平時を生きにくい

特に幼い感受性の高い時期に脳が慢性的にストレスを受けると、それによる恐怖、不安、衝動的反応にかかわる脳の領域（大脳辺縁系）の神経ネットワークが活性化します。そしてストレスが繰り返されることで、利用依存的に強化されます。その一方で、推理、計画、行動のコントロールにかかわる高位の領域（前頭前野など）のネットワークはあまり利用されず、発達が停滞し、大脳辺縁系の過活動を抑制することができなくなります。[19]

積極的な暴力刺激などではないネグレクトでも同様で、扁桃体、海馬、注意と自己コントロールにかかわる領域（全帯状皮質）の異常な活動が示されています。[16,20]

この、大脳辺縁系が活発で前頭前野の機能が停滞するパターンが続くと、平時の神経ネットワークの効率性が破壊され、ストレスへの反応の仕方が変わってしまいます。他の人が気にしない程度の些細な刺激にも激しく反応するようになり、必要以上に頻繁に、しかも長い時間、反応し続けることになります。いわゆる「闘うか逃げるか」のサバイバルモードに陥いるのです。

トラウマサバイバーが刺激に過敏で、的外れで危険な反応をすることによる脳の疲弊は、後年、ストレス関連の身体的、精神的な障害を引き起こします。[21]

状況・表情の読み違えと悪い方への解釈

慢性的な恐怖の体験をした子どもは、例えば学校や遊び場など慣れた社会環境の中でも、脅威と安全の違いを見分けられなくなります。曖昧な情報であれば、悪い方に解釈して混乱し、その不安から逸脱行動につながります。危険のない状況を脅威と認識すれば、自分を守るため「やられる前にやっつけろ！」と攻撃的になります。脅威への歪んだ認知は、「世界は敵意に満ちて怖いところだ」という信念を根づかせてしまいます。

身体的虐待を受けた子どもは、怒りの表情にとても過敏です。暴力を振るわれないで生きのびようと、相手の怒りの表情を素早く見極める能力が高められたことは、虐待環境下では理にかなっていたと言えます。しかし、いたずらに人の怒りを感じ過ぎるのは、平時の生活の中では不適切でむしろ危険なことです。他の子どもと友好関係が築けず、社会性が広がりにくくなります。

慢性ストレスで司令塔機能が育たないと、悪い子にみられる

前頭前野の機能を、医学用語では「実行機能」と言いますが、本書では「司令塔機能」と言い換えています。これは忙しい飛行場の管制官の役割と考えるとわかりやすいです。次から次に色々な方向から現れるたくさんの飛行機を同時に把握し、的確に指示を出していくものです。この時、多くの情報に間違いがないかも確認しつつ、それを総合して最も良い判断を下し、必要があればその計画に修正を加えます。またその作業中、管制官自身が欲求不満やいら立ちを感じて

も、しばし抑えて軽率な行動は取らないようにしています。

この司令塔機能は、私たちが日常生活の中で意識せず使っている相当に高度な機能で、単純な本能的行動（例：美味しそうな物が目の前にあれば、状況を考えずに食べる）と一線を画すものです。中でも、ワーキングメモリー、（感情・行動の）抑制、思考の柔軟さの三つの特性は、よく研究されています。[19,22] 実生活ではこの三つの機能は完全に分かれているのではなく、協働しています。

ワーキングメモリー：情報を短い時間、頭の中で保持し操作する能力のことです。例えば電話番号の数字を頭に入れて電話をかける、ある段落を読んでいる時、前の段落の内容と関連づける、いくつかの指示に従える（例「それをおもちゃ箱に戻して、棚の絵本を持ってきたらここで読みましょう」）ことを意味します。順番を守って遊ぶためには、自分の順番を少しの時間覚えている必要があります。教師の問いかけに手を挙げて指されるのを待っている時も、浮かんでいる自分の意見を覚えていなければなりません。

抑制：場に不適切な感情や衝動を抑え、注意をそがれる誘惑を避け、行動する前に考えられることです。頭に浮かんだ時にすぐ反応する衝動的な行動をなくして、課題を行うことができます。教室で答えたくて手を挙げている時、指されるまで言わないで待てることです。

思考の柔軟さ：要求されていること、優先順位、見通しなどが、本来のものと変わってしまっても、それに合わせられる能力です。異なる状況では異なる規則を使うことでもあり、間違えを見つけて直したり、他の子どもとトラブルがあった時に、別の行動を試してみることなどがあります。

これら前頭前野に関連する機能が障害されると、例えば、子どもの宿題場面では次のようなことが起こります。

発動性・意欲・創造性：宿題をしなくてはならないのにやろうとしない。
注意集中力：音や気になるものが見えると、注意散漫になって宿題に取り組めない。
行動の抑制：誘いに来た友人を断れず、宿題を放り出して遊びに行ってしまう。
思考・判断力：ボーっとして宿題の中身を考えていない。
情動のコントロール：他の子に宿題の間違いを指摘された時、その子に突っかかって喧嘩する。
コミュニケーション能力：話しかけられても反応しない。

子どもが社会でうまくやるには、多くの複雑な司令塔機能を必要とします。それは高度な「人間らしい」思考やふるまいを目指すものであり、その障害は一見軽微で、周囲からは理解されにくいものです。しかし現実世界では、不適切な対人交流や協調性のなさとして目立つもので、子どもの不真面目さや悪意と受け止められることになります。「あの子は悪い子だ」とのレッテルを貼られがちなので、このような理由があることに注意が必要です。

マルトリートメントの種類による脳への影響の違い

マルトリートメントを受けた子どもの脳についての知見が蓄積されてくると、今度は虐待の種類によって、脳の関連する特定の領域への影響が検討されるようになりました。[23]

聴覚や視覚、感情が虐待で酷使されると……

親の暴言に高頻度で暴露されると、聴覚刺激のストレスとなり、大脳皮質の聴覚野に関連する領域に影響が認められています。暴言を受けることは、左の聴覚野の灰白質の容積の変化を伴った、[24]感覚性と運動性の二つの言語中枢を結ぶ領域（弓状束）に異常があったとする報告があります。[25]

一方、親のＤＶを目撃している場合は、視覚野に関連した領域が影響を受けていました。視覚野の灰白質の容積の減少、[26]大脳辺縁系と視覚野を結び、視覚刺激による感情と記憶に関する反応を調整する領域（下縦束）にも影響が示されています。[27]他にも、心理的虐待を受けた人に、感情調節にかかわる領域（前帯状回）や、自己認識にかかわる領域（楔前部）などで、大脳皮質が薄くなっていたという報告があります。[28]ストレスはそれぞれ、関連する脳の部位に影響してしまうのです。

性的に触られた感覚で脳の領域も変化した

性的虐待については視覚野、特に顔の認識にかかわる領域での容積の減少が示されました。[29] また重い性被害を受けた経験のある女性では、外陰部周辺からの感覚情報の伝達をする一次体性感覚野の領域で、選択的に大脳皮質が薄くなっており、不快な刺激によりそれに関連する感覚野の血流が減り、シナプスの数が減って薄くなったのではないかと考えられています。機能の低下は、虐待の嫌な感覚から子どもを守りますが、将来の性的感覚や性機能の障害に至るリスクも指摘されています。[28]

ネグレクトでは脳の領域の結びつきが悪い

劣悪な施設養育で重篤なネグレクトを受けた子どもの研究からは、脳の代謝が減り、認知、社会、感情に関する複雑な情報を統合するのに重要な、脳の異なる領域の結びつき（鉤状束）が弱くなっていること、[30] 相手の異なる感情を見分ける時の脳の情報処理にも変化が起きていることが示されています。[31] これらの所見は、他の人の気持ちに無頓着で、感情を見分けられないネグレクトの子どもたちの臨床像と一致します。ネグレクト環境にいた子どもでは脳の発達が妨げられ、適切な情報処理ができず、注意集中困難、感情・認知・行動上の問題に至ることが示されています。

＊　＊　＊

発達途上の感受性の高い時期に受けたマルトリートメントは、子どもの感覚を処理する脳を変え、それは対人関係の持ち方やメンタルヘルスに永続的で広範な影響を及ぼしていることが考えられています。

第7章　「耐性の窓」とトラウマケア

第6章で自律神経系に少し触れましたが、この章では、その生理的覚醒レベルを踏まえてのトラウマケアについて、考えていきます。

自律神経系による心身の健康保持

私たちの心身の状態は、意識と無関係の自律神経系によってコントロールされています。それは内臓、血管などの働きを調整し、身体の環境を整えます。例えば心臓は全身に血液を送り続け、呼吸は止まることがなく、生命活動はコントロールされています。

この自律神経系は交感神経系と副交感神経系に分かれ、両者のリズムとバランスの中で健康が保たれます。交感神経系は、心身が興奮・活性化し、活動が高まる方向に働きます。心拍数・呼吸数が増加する一方で消化機能は低下します。副交感神経系は心身をしずめる方向に働き、心拍数・呼吸数が下がり、消化機能は高まります。両者は車のアクセルとブレーキのような関係にあり、交感神経が活性化すれば身体全体の生理的覚醒度は上がって活気に満ち、逆に副交感神経が優位になれば下がってリラックスします。

例えば、起床直後のまだぼんやりしている時は副交感神経が優位で、低い覚醒状態にあります。着替える、シャワーを浴びるなどで交感神経が刺激され、すっきりとして覚醒水準は上がります。日中動き回ったり、緊張する場面があればさらに交感神経が活性化し心拍数は上がります。その時間が過ぎて休めば覚醒度は下がります。夜間の睡眠時には副交感神経優位となり、呼吸は深く遅く心臓はゆっくり動きます。

落ち着いて情報を処理、統合して適切に反応できる覚醒状態の範囲は、「耐性の窓」[1]、あるいは適正覚醒ゾーン[2]と呼ばれています。この範囲にあると、多少不快なことが起きても、自分で、あるいは他者の協力を得て、気持ちをコントロールし柔軟に適応的な行動を取ることができます。思考力や集中力は保たれ、好奇心を持って他者と交流して過ごせます。

しかし、ストレスで覚醒水準がこの範囲を逸脱すると、身体、感情、認知、行動などに支障が出ます[3]。このため、ストレスへの対処やトラウマケアをする際、この自律神経系による生理的覚醒度を知ることはたいへん重要となります。

覚醒水準の異常

強いストレスを受けた時の覚醒レベルの変化とその具体的な様子を挙げてみます（図7―1）。

高い覚醒――過覚醒

生命を脅かされるような体験に遭遇すると、交感神経が活性化し覚醒水準は即座に上がって「耐性の窓」を超え、その人の中で危険を知らせる警報が鳴ります。呼吸数が上がり危機時に必要な酸素が大量に取り込まれ、また心拍数・血圧の増加により骨格筋に酸素が届いて、脅威に対し「闘う」、「逃げる」の対応ができるようになります。この危機状況ではエネルギーは大量に消費されます。

危険が去れば、覚醒水準が適正範囲に戻ることが理想ですが、トラウマを受けた人ではそのまま高い覚醒水準が長く続いてしまうことがあります。そのため、侵入的な記憶に伴う思考や感情の波が大きく、感情処理に障害が起こり、常に頭の中で脅威に圧倒されることが続きます。

闘うか逃げるかの警戒状態が続き、些細な刺激（トリガー）も誤って脅威と捉え、場にそぐわない大きな反応となります。危険かどうかを見分けるフィルターが働かない状態となり[3]、音や光、過去のイメージに過敏に反応し、怒りやパニック、めまぐるしい思考が起こり、強い衝動の中で

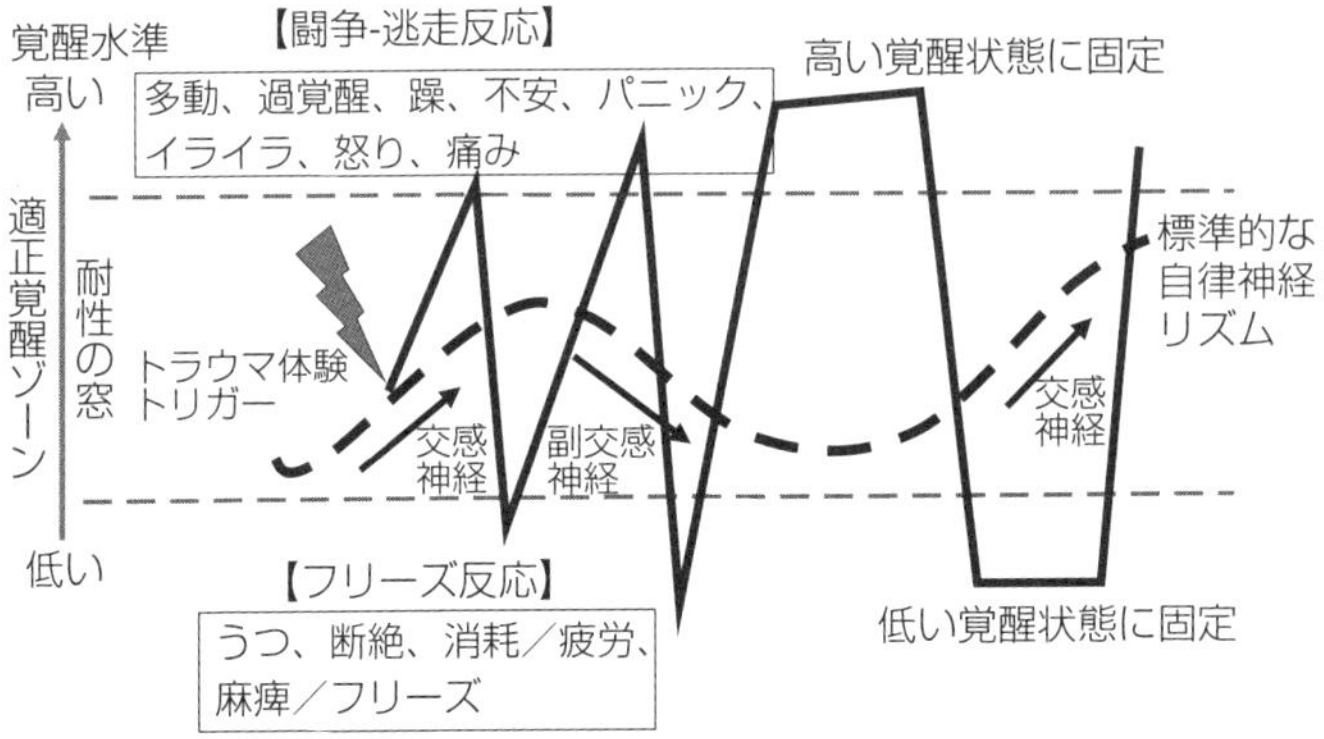

図７-１　自律神経リズムと「耐性の窓」（文献５より）

覚醒レベルは、普段は耐性の窓の範囲で推移します（破線）。強いストレスを受けると耐性の窓を超えることがあり、極端に高い覚醒レベルでは、闘争／逃走反応が、低い時はフリーズ反応が起き、心身の不調に至ります。

攻撃的行動に至ります。この極端な警戒状態の中では、場にふさわしい人間らしい行動は取れず、他者からの声も届きません。

闘争／逃走反応の事例

父からの激しい暴力を受けて、施設に二年前に入った七歳の男の子です。当初から落ち着きがなく、いつも身体が緊張して、ゆったりするのは寝る前の読み聞かせの時くらいでした。学校で担任の男性教諭に注意されるとパニックになり、泣きわめきます。このため女の先生が間に入って対応せざるを得ませんでした。遊びでも「負け」は断固として受け入れられず、負けそうになると急にルールを変えたり、無効にするような嫌がらせをするので、トラブルが絶えません。暴力を振るわれない落ち着いた環境に移って二年を経ても、まだ警戒心は解けず、「父」や「負け」を連想する刺激には激しく反応します。

低い覚醒

一方で、何かの刺激があった時、逆に一気に覚醒水準が下がり、「耐性の窓」の下限を超えてしまうことがあります。これは副交感神経の過度の活性化によるもので、危機状況で発動した交感神経系の緊張、即ちアクセルが踏み込まれている時に、副交感神経系（背側迷走神経複合体）が強いブレーキをかけている状態であると言われています。

心拍数・呼吸数が減り、エネルギー消費は極端に落ちます。身体感覚は鈍くなり、筋肉の反応も遅く、顔の筋肉が緩み、無感覚、無表情で反応が乏しくなります。周囲に無関心で思考も遅くなり、考えや感情を処理することができなくなります。

ショックなことに遭遇した時の失神はこれに当たり、凍りつき、フリーズ反応、シャットダウン、解離とも呼ばれます。この反応は原始的で、弱い生物が絶体絶命の危機に直面した時に起きやすく、「死んだふり」をしてエネルギーを保存し、強い敵をやり過ごしながら生命を維持しようとするものです。

フリーズ反応の事例

二人で暮らす母子家庭の五歳の女の子です。母の精神的不調が続き、周囲は子どもの養育状況をとても心配していました。ある時、母子同席で面接をしていると、母は子どものちょっとしたふるまいに激怒して暴言を吐き始めました。すると子どもは、椅子に座ったままボーっとして反応しなくなります。呼吸と瞬きは認められたので、まずは憤っている母に別室に移ってもらい、しばらく隣に座って様子を見守りました。初めは、声かけに何も反応ありませんでしたが、二〇分ほど経った頃から、キョロキョロあたりを見回すように目が動き、隣の筆者にふざけて手を伸ばし始めました。そしてほどなく、元の女の子に戻りました。それはまさに危機が去って凍りつきが徐々にほどけてくるような経過でした。

覚醒水準の調整困難

深刻なトラウマを受けたＰＴＳＤの人では扁桃体が活性化しており、フラッシュバックなどの反応が起こりやすいことを前に述べました。初めは強い刺激で反応が起きていても、刺激が不定期に繰り返されると次第に弱い刺激でも扁桃体は過敏に活性化し、大きな反応が起こりやすくなることがあります（キンドリング）。このためトラウマ体験やトリガーとなる刺激に多くさらされると、闘争／逃走反応が起きやすくなり「耐性の窓」の幅は狭まってしまいます。[4] 狭ければ落ち着かず、生活を楽しむ余裕は生まれません。また覚醒レベルのふれ幅が大きければ、極端に高い、あるいは低いレベルの時間が長く続くようになります[5]（図７―１）。

このような覚醒水準の調整困難は、外からは「感情の起伏が激しくてつきあいづらい」と見られたり、人と良い関係を築けない気性や性格の問題と見なされ、周囲からの支援を得られにくく生活に大きな支障がもたらされます。

覚醒水準が調整困難の事例

虐待を受けて施設入所中の中学生の女の子は、気分の波が激しいことが課題となっていました。ある日元気よく面接室に入ってきて、明るい口調で話し始めました。最近の様子を聞いていると、ものの五分も経たないうちに突然ふさぎ込んだように表情が変わり、ぶっきらぼうになりました。筆者が「何か悪いことを言ったかしら」と振り返るくらい不機嫌でしたが、直前に特別気になる話題が出たわけでもなかったので、この女の子の中で何かが急に思い出され、その不快さに耐えきれなくなって、軽いフリーズ、解離をしているのだろうと推測しました。単純な面接の場においてさえ理解しにくいのですから、刺激が多い日常生活でこの反応を理解するのはたいへん難しく、また本人の課題に向けての自覚も乏しいため、改善は容易ではありません。

耐性の窓とこころの発達

人生早期の養育者とのかかわりにより、耐性の窓の幅に個人差が出ることが知られています。例えば胎児期の母体の、栄養、亜鉛、葉酸の不足、タバコや麻薬の使用、身体的・精神的ストレスによって、耐性の窓の幅が狭くなります。母体が、受けるストレスにうまく対処できると、子どもの自律神経―大脳辺縁系の調整が改善します。妊婦へのマインドフルネスのプログラムが、ストレスを減じ、生まれた子の脳の発達に良い効果があったとの報告があります[6]。耐性の窓がある程度広ければ、日常的なストレスを何とかやり過ごすことができ、感情、コミュニケーション、対人関係、社会性や心の発達が促されます。

養育者と乳児の双方向のやり取りから、外受容感覚が発達し、生存を確かにする

泣く乳児を養育者が抱きあげ声をかける、という私たちがごく自然に行っている育児は、乳児の外受容感覚と呼ばれる五感、すなわち視覚（接近する養育者の顔を見る）、聴覚（呼びかける声を聴く）、嗅覚（匂いを嗅ぐ）、味覚（ミルクを味わう）、触覚（触れられたことを肌で感じる）を刺激しています。この養育者による、積極的な様々な感覚の同時刺激は、サルには見られないヒト特有の方法で、心を育てることに特に重要だと言われます。[7]

一方、新生児には、早くから養育者のにおいや顔の特徴、声の違いを区別できるなど、自分を世話してくれる人を見分けるための外界を認知する高い能力が備わっています。出生直後から母にしがみついて身を守れるサルとは異なり、ヒトでは握る力が弱く、仰向けに置かれがちです。新生児は惹きつけるようにじっと相手を見つめたり、笑顔を見せたり（新生児微笑）、声を出すなど積極的な働きかけをします。その可愛らしさから注意を惹きつけ、抱きあげてもらい生存の可能性を高めます。[8] このヒト独特の双方向のやり取りでコミュニケーションをはかることは、子どもの生存に不可欠で、社会性の基礎を築き、生存と発達を確かなものとしていきます。

双方向のやりとりで身体・自己に気づき、内受容感覚、感情の発達につながる

身体の内部からの空腹、口喝、排泄などに関連する感覚は、内受容感覚と呼ばれます。胃がキュッと締めつけられる感じや心臓がドキドキするなどの感覚もこれに含まれ、内臓、皮膚など

に広く分布する自律神経の情報です。この情報は、延髄、脳幹から、身体の状態を一定に保つことに関連する上位の脳の領域に進み、内部環境が調整されます。内受容感覚には、身体と脳の間で情報を伝える機能があります。

養育者から乳児の五感への豊富な刺激と、それに呼応して身体の内部に生じる肯定的な感覚（例えば満腹）が同時に繰り返されると、乳児の脳の中で、養育者の顔や声と「心地よさ」が記憶として結びつきます。そして「養育者の顔」という一つの刺激だけで、肯定的な養育者イメージが身体の中にわき、「安心」や「うれしい」といった感情に近い感覚につながります。このような外受容感覚と内受容感覚の統合は、感情の原型を作っていきます。

また乳児は養育者の反応から、内部の感覚が身体のどこから来るのかを知ることになります。例えば、「おなかがすいたのね」という声かけとその後の対応で満腹感が得られれば、「おなかがすいた」ということが次第に自分の身体の感覚として定着していきます。またこの身体感覚は自分の身体の所有感につながり、それを通して自己と他者を区別し、社会的認知能力を獲得することの基盤となっていきます。[7]

一方、乳児のニーズに合わない対応がなされると、身体感覚が正確にわからなくなり、身体の自己感覚が歪められます。[9] この内受容感覚の神経ネットワークは、その大部分が主観的に感情を経験している時の脳の活動領域と重なるそうです。このため身体の状態を確かめることは、感情を経験することにつながると考えられています。[10]

外部からの調整——アタッチメント

この養育者との相互作用は、不快な刺激のために極端に高まった子どもの覚醒レベルが、外部（養育者）から穏やかに整えられ、耐性の窓の中に戻されることに相当します。不快なことがあれば養育者を求め、心身の安心を得ようとするアタッチメントを形成し、情緒的な強い結びつきを作ります。やがて成長するにつれ養育者の姿が見えなくても、それを心に思い描きながら自分で覚醒レベルや感情のコントロールができるようになり、社会性を得ることにつながります。安心感や人への信頼感、ストレス耐性の源となります。このようにアタッチメントと内受容感覚は、関連することが知られています[9]。

耐性の窓から逸脱した覚醒水準を、外からのケアで戻してもらえないネグレクト環境で育つと、アタッチメント、感情コントロール、思考、対人交流の発達が妨げられます。その場合、危険を察知すると耐えきれずにシャットダウンしたり、逆に普段から周囲の注目を過度に集めようとする行動に至ります。このような不安定なアタッチメント（愛着障害）の子どもの予後は悪く、後年、解離症状などが認められやすいことも知られています[11]。

以上をまとめると、外から多彩な感覚刺激を与えられ、内受容感覚も充分に発達できる養育環境であれば、安全感や快の感覚を多く経験でき、耐性の窓の幅が広がります。逆にそれが乏しい環境下で、不快な感情が解消しない体験が続けば、窓は狭められてしまいます。

危機を乗り越えてきたヒトの戦略――耐性の窓にとどまる

弱肉強食の動物の世界の中で、ヒトは生き延びて子孫を残すため様々な方略を使ってきました。敵に遭遇した強い動物は闘争／逃走反応を用いますが、平常時にその警戒モードが解けなければ、常に膨大なエネルギーを消費することになり効率的ではありません。また弱い生き物が用いる敵が去ることを期待したフリーズ反応（死んだふり）では、生存できる確率は低いです。

それでは、強い力を持たないヒトが生き延びて繁栄してきたのは、どうしてでしょう？ ここには、今まさにサバイバルモードにある子どもたちへの対応のヒントがありそうです。

社会的交流反応で「安全」を伝え合う

ヒトは進化の過程で直立二足歩行となり、道具を使い言語を獲得し、発達した脳は大きくなりました。その頭は母体の骨盤を通りにくくなり、出産時の介助者が必要になりました。また身体が十分に成熟しないままで出生（生理的早産）し、親は授乳、移動、保温、衛生など乳児の細かい世話を長期間行わなければなりません。

そのためヒトは身を寄せ合い、集団で子どもを抱えた家族を守りながら生き延びてきました。孤立すれば、生理的状態を調整できず心身の健康を損なってしまいます[12]。こうした中では、協調性と敵でないことを示すコミュニケーション能力は、必須になります。

近年、ヒトは集団の中でどうやって安心・安全を得てきたかについて、自律神経系の進化を踏まえた説明がなされています。[13] ポリヴェーガル理論と呼ばれるものですが、この理論では発生学的に新しい迷走神経（腹側迷走神経複合体）が長期的な親密さや信頼感に影響し、ヒトが集団の中でうまく生きる決め手となったと示されています。

従来から知られている古い迷走神経系（背側迷走神経複合体）は、横隔膜より下の臓器の機能調節、感覚情報を脳幹に伝える機能があり、重大な危機が迫った状況で、フリーズ反応である周囲への無関心、虚脱、失神を起こします。それに対してこの新しい迷走神経は、横隔膜より上の心臓・肺・耳・喉頭・顔面に分布します。特に繊細な表情や声のトーンに関連し、コミュニケーションへの影響が大きい部位を支配しています。

新しい迷走神経で、笑顔、穏やかな表情、やさしく聞きやすい声のトーンやリズム、頭部の向きなどが調整され、ヒトは非言語的な意思疎通も円滑にできるようになりました。「わたしはあなたの仲間です。安全ですよ」ということを、表情や声のトーンなどでも相互に発信し合い、交流します。安心できることで、覚醒水準は耐性の窓の中に収められ、落ち着いて自分の能力を発揮できるようになりました。この理論の提唱者ポージェスは、新しい迷走神経による反応を、社会的交流反応と名づけています。

個人の発達においても、出生後は心身の調整の大部分を養育者に依存していた乳児が、この神経の成熟と共に、次第に自分の気持ちをおさめられるようになります。当初乳児は、母の表情・ジェスチャーを見たり、声かけ・声のトーンを聞き分けたりして意思疎通をしますが、言葉のやり取り自体にはまだ重きが置かれません。その後大脳が成熟するに連れ、単に安全や食物を求める身体のサバイバルではなく、他者とのかかわりである社会的交流反応ができるようになるのです。[12]

ポジティブ感情とほほえみ、笑い

時代が進み生命を脅かされるほどの大きな危険は少なくなっても、ヒトの集団では、新たに生じた危険や争い、他者とのかかわりなど、その時々のストレスはあり、危険を敏感に察知し慎重な対応を促す恐怖や不安などのネガティブ感情を持続させていました。元々、少しのことが生命の危機に結びつく時代が長かったため、命を守るネガティブ感情を優先させるメカニズムは遺伝子レベルに組み込まれ、脳はネガティブな情報に意識を向け、記憶にも長く残しやすい性質、ネガティビティバイアスを持つに至ったと言われています。

しかしこれに伴う自律神経系や大脳辺縁系の反応で、過度に警戒的になったり柔軟に対応できなくなってしまいます。苦痛の持続があるとネガティブ感情からうつに至りやすいことも知られ[14]、時代の流れに乗り遅れる危険があります。

基本的な心の持ち方を考えると、喜び、興味、満足、愛などのポジティブ感情を抱く方が、事態に臨機応変に対応でき、思考―行動のレパートリーが広がり、命を長らえ子孫を繁栄させられたのではないかと考えられています。[15] 同じ状況下でも喜びや好奇心の強い人の集まりでは、知識や技能を積極的に得たり、みんなが前向きに刺激し合い、連帯感が強まり新しい時代を切り開く集団となりやすく、長期的に生き残るのに有利に働いた可能性があります。

集団の中のネガティブ感情を払拭できない者に対しては、ほほえみや笑顔でポジティブ感情を伝えることができます。笑顔を向けられたり、笑いが起きた時の伝染現象があれば、ネガティブな側面の強い人たちのストレスも軽減されます。[16]

ヒトの知的能力が高まり、表情を意図的にコントロールできるようになると、[17] 元々あいさつが起源であったほほえみは、広く親愛と友好の情を示すものとなりました。一方、笑いは、くすぐりなど遊びの中で発生したものですが、ヒトはより幅を広げ、おかしさを感じた時に声を出して笑うようになりました。さらに相手からの笑いを期待して笑いかけたり、他者から笑いを引き出そうとするなど、高度なコミュニケーションに使うものの一つとなっています。[18]

複雑になった集団の人間関係で、相手との関係をなごませるために、多様なほほえみや、笑いの様式や表情が生まれたのではないかと考えられています。[8] また最近の研究では、笑い声を聞くことで副交感神経系が活性化され、ストレスからの回復につながったとされ、[19] 元手がかからず、すぐできる方法として推奨されています。

高い共感力

良好な対人関係を作るには、相手が何を望んでいるかを想像する力が必要です。比較認知発達科学の研究によると、ヒトには他の類人猿にない高い共感力があり、特に相手のポジティブ感情に共感する力は独自のもので、集団で生きるのに重要な協力的行動、利他的行動が引き出されているそうです。[7]

乳児も他者をよく観察しており、相手の身振り、表情からどんな「意図」を持ってその行動をしているか、心の状態を推測することができます。それは単純に相手の「行為」にのみ注目するサルとの、大きな違いです。相手の身振りや表情を自分の身体を使って真似し、その体験から心を推し量ることも重要です。大人のバイバイを真似て手を振り、そのやり取りを交互に楽しむことは、その一例です。自分の身体で相手の身振りを再現してみることで、相手の行為の背後にある心の状態への気づきがあり、それを繰り返すことにより他者の心を深く理解できるようになり、社会性を高めたと考えられています。[20]

このようにヒトは進化の中で、新しい迷走神経を基盤としてポジティブ感情や共感力を駆使し、集団の中で他者に穏やかに接し、言語だけでなくほほえみや笑いなどを使った高いコミュニケーション能力で、安全であることを伝え合ってきました。互いに協力的な行動を取ったり、身体を使って他者の行動を真似ることで、共感し、円滑な集団生活を送れるようになり、その結束力で外敵や危機から生き延びてきています。ネガティブ感情による苦悩感を減らすことで、健康も維持され子孫を残すことができたと考えられています[15]。

耐性の窓を意識したトラウマケア

この章の最後に、日常生活で使えそうなトラウマケアについて触れます。

新しい迷走神経を生かし非言語的コミュニケーションで安心・安全を伝える

これまで述べてきたように、トラウマを経験した子どもには、その恐怖や不安を喚起しないよう、新しい迷走神経による非言語的コミュニケーションをうまく利用してかかわることが望まれます。笑顔、暖かい眼差し、穏やかな態度、ジェスチャーや声のトーンなどの視覚・聴覚刺激がそれに当たり、子どもは、今は昔のような戦闘状況ではないと確認でき、耐性の窓が広がり、回復や成長に向かうきっかけになります。

行動変容を求める時、とかく大人は言葉に頼って説得しようとします。しかし案外、子どもはその場の大人の様子に敏感になっているだけで、話の理解までには至らないことが多いのです。よく知られているメラビアンの法則でも、一般的なコミュニケーションを取る際に与える影響は、視覚情報（相手の見た目、表情、視線など）と聴覚情報（声の質、大きさ、口調など）が大部分を占め、会話の内容である言語情報はわずかであったといわれます。ましてや周囲に過敏になっている子どもに対しては、脅かさないよう表情や声を意識し、ゆっくり理解を促していくことが大事です。単純に強い思いや気持ちを伝えようとしても子どもには響かず、徒労に終わってしまいます。

また一般に、人はほめられると喜び、前向きになるものですが、重いトラウマを抱える子どもは怪訝な顔をして反応しないように見えることがあります。研究でも、愛着障害の子どもの脳の、線条体という部位で、報酬に対する感受性が落ちており、ほめられることの効果が薄いと言われます。[21]「ほめても通じにくいのは、この子にトラウマ体験があるからだ」と認めつつも、養育者にはほめ続けて欲しいと思います。それは子どもが徐々にその心地よさを感じられるようになるからです。（第15章、男児B、重度ネグレクトケース参照）

ただ、優しくされた直後に同じ人から虐待されたことのある子どもでは、大人の優しく見える態度が逆に不安や警戒心を強めるトリガーになることがあるため、注意が必要です。生活の予期せぬところで子どもが強く反応してパニックになると、周囲も驚き、苦痛を感じます。日頃からどこにその子どもの地雷、トリガーがありそうかを、よく見極めておくことが大事です。

身体からの感覚情報を脳に入れる

トラウマの治療について、すでに認知行動療法の有効性は確かめられていますが、近年身体感覚を基礎にした治療ケアの効果も強調されています。[3、4]認知行動療法がトップダウン[注1]であるのに対し、ボトムアップのアプローチと言われます。

元々私たちが日常的に受けている、多様でたくさんの感覚（内受容感覚、外受容感覚）の情報は、脳幹に集められ、より上位の部位（視床や感覚が意識される島皮質）を通して、前頭前野に送られ、意味のある情報に統合されます。一般に、ほどほどのストレスを受けた時には、それに対処する能力が獲得され、効果的な覚醒調整ができるようになります。

しかしパニックに陥ったり解離するような強烈なストレスが続く時には、極端な覚醒レベルが持続し、感覚情報を適切に上位脳に伝える機会が限定され、脳幹から上の神経ネットワークは発達しにくくなります。大脳への感覚情報が乏しくなれば、安心感を受け取ったり、ポジティブに考えたり、希望を持つという能力が育まれず、他者と情緒的つながりを作る発達的課題にも取り組めなくなります。[22]

ボトムアップのアプローチ

ボトムアップのアプローチでは、感覚情報を意図的に、上位脳に送ります。使えば使うほど発達するという神経系の性質から、感覚情報の伝達に関連する神経ネットワークが強化され、前頭前野も活性化します。それにより、大脳辺縁系の興奮に抑制がかけられ、誤った危機の警告がなくなり、耐性の窓が広がり、感情コントロールができるようになります。

感覚や運動を扱うことは、特に身体を動かすことを好む子ども年代であれば、取り組みやすく効果的です。感覚統合などで感覚情報がまとめられてくると、自分の身体が空間、時間の中でどこにあるかという感覚や、自分の身体での安心感が得られ、周囲の環境と身体との関係も正確に受け止められるようになります。そしてそれはトラウマ体験の見方を変え、安心感が得られるだけではなく、言語・社会情緒的コミュニケーション能力の発達を促すと考えられています。[23]

情緒行動上の問題がある子どもでは、目、耳、手、身体からの情報をまとめることができず、適切に反応できないことがあります。環境に応じたまとまった行動がとれるよう、前庭覚、固有受容覚、皮膚からの感覚を刺激していきます。

例えば、身体運動であれば、活発に動く、ダンス、揺れる（ブランコ）、加速の動き（滑り台）、回転、跳ねる（トランポリン）、筋弛緩法、ストレッチ、バランスなどの方法があります。また他の五感の刺激として、好きな物を見る、音楽を聞く、気持ちの良い匂いをかぐ、美味しいものを味わう、心地よいものを触る、触られる（マッサージ）などが考えられます。また具体的に「見たもの五つ言ってみる」、「四つのものを触ってみる」、「三つの音を確認する」、「二つ匂いをかいでみる」、「一つ味をためしてみる」などの働きかけも、身体の感覚に気づくことを促します。

いずれにしても、子どもの喜ぶ運動、好きな感覚を探しながら、積極的に生活に取り入れてい

注1　トップダウンのアプローチとは、司令塔機能（ワーキングメモリー、柔軟性、抑制）を司る最上位の前頭前野に働きかけて強化し、下位の大脳辺縁系のコントロールを目指す治療法で、認知行動療法（ＴＦ－ＣＢＴ）が代表例です。

くことが望まれます。

覚醒レベルの把握と対応

難しい子どもにかかわる場合、その時々の覚醒レベルを把握するようにします。耐性の窓を極端に超えてしまった場合は、子ども自身への働きかけは難しくなりますので、生活の場では、少し超えているあたりに注目し、耐性の窓に戻れるよう支援します。脅威に圧倒される感じから離れ、現実の安心感や楽しさをより意識できるようにしていきます。

トラウマは、以前の体験の意味づけを破壊してしまうため、安全な「今、ここ」に気づいていくことが大事です。特に呼吸や身体感覚に注意を集中するヨーガやマインドフルネスなどは、ボトムアップの代表例です。

過覚醒から耐性の窓に戻るために、どこでもすぐにできる深呼吸は有効な方法です。深くゆっくり吐くことは、副交感神経を刺激し直接脳幹をしずめてリラックスにつながります。ただ具合が悪い時に初めて深呼吸を試みることは難しいので、日頃から練習しておきます。

低い覚醒レベル、シャットダウンや解離の状態にある時、耐性の窓に戻るために、運動や感覚に意識を向けます。「少し歩き回ってみよう」、「床は感じる?」、「今何時?」、「朝何食べた?」など尋ねてみます。

もし覚醒水準が変化する直前のトリガーや、その時の身体の感覚や動きを思い出すことができれば、次のステップにつながります。生活の中で覚醒レベルを調整する方法については、第12章を参照してください。

第8章　トラウマインフォームドケアの誕生

従来型の支援はむしろトラウマを与えてしまう

これまで述べてきたように、小児期逆境体験（ＡＣＥｓ）の研究の蓄積により、成人期の疾病の起源は人生初期の発達的、生物学的混乱・崩壊に認められることが多いという科学的コンセンサスができつつあります。小児期逆境体験のある人が一般人口の中に多数存在し、その後の精神的苦痛と障害だけでなく、それによる公的財政負担の大きさからも、早い時期の有効な支援が求められています。しかし、既存の支援プログラムはトラウマ体験のある人たちに合いにくいものでした。それは特に対人関係の中で傷ついた経験があると人への信頼感が低下し、周囲に過敏になり、支援者の助言や指導に警戒的になって支援を受けにくいという特徴があるからです。当事者の意向に添わない形で支援が始まれば、そのことが再びトラウマ体験となって恐怖感や苦痛を与え、本来の支援の意図に反した結果になってしまいます。実際に支援でうまくいかない場面や事態には、次のようなことがあります。

児童養護施設

日本の児童養護施設では、複雑な背景を持つ子の課題をも懐深く受け入れ、育て、社会に送り出してきた歴史と施設の文化があります。その中では次のステップに向け、親身に寄り添い、社会に出て上手く適応できることを目標とする、いわば正攻法のやり方が主流でした。これは子どもにある程度の能力がありトラウマ経験が軽微に留まる場合、効果的であったのだろうと思います。

しかし重いトラウマを抱えた子どもたちに、一律には通用しません。同年代並みを求める養育者の熱意と距離感は、逆に子どもの不安を高める場合があります。生真面目な子どもであれば、自分が周囲から求められている水準に達しないことへの罪悪感も生じます。

養育者側にも子どもがうまくできないことへの焦燥、不満も蓄積し、強い注意、叱責に至りがちです。それは大人の表情や態度を通しても子どもに伝わり、生活の場の安心感が失われ、トラウマのフラッシュバック、不安やイラ立ちが増し、さらに対応困難な行動化に至るなど悪循環になり、予後の悪化にもつながります。いわゆる「普通」の子として年齢相応の到達目標に向けて頑張らせる従来のやり方は、適当とは言えなくなっています。

精神科医療

古くから指摘されていたのは、精神科の医療行為が患者にさらにトラウマを与えてしまうことです。元々精神科受診患者ではトラウマを持つことが多く、身体的虐待がおよそ半数、三分の一には性的虐待が経験されているとの報告があります[2]。また重い精神疾患の患者では、家庭内暴力、性暴力の被害を受けている割合は高く、女性入院患者は小児期性的虐待が高率（三六～八五％）であったとされます[3]。さらに小児期のトラウマ歴がある人は、そのような経験がない者に比べ、重篤な精神疾患の診断を三倍受けやすいとされ、大きなリスク要因であることが知られています[4]。

トラウマを抱える精神疾患患者は、特に精神科病棟で隔離や身体拘束の強制措置を受けたり、他の患者の荒々しい行動を見ると、さらに安心と感じられなくなり、トラウマの再発のトリガーとなってしまいます。また薬の副作用も不快で、自分の持つコントロール感が失われたと感じます。スタッフが服薬を促せば再びトラウマになることがあります。従来自己治療的に使っていた違法ドラッグや飲酒などの方が気分は良かったと感じ、処方薬の継続ができなくなります。

そして精神科入院患者から見たスタッフ（看護師）と患者の関係の質は、そのケアプログラムの効果にたいへん重要で、患者を軽視しているように見えるスタッフの態度は、患者のこれまでの受け身的なパターンや劣等感を刺激してトラウマを引き起こすといわれます[5]。

薬物依存患者へのアプローチ

小児期逆境体験と薬物依存の強い関係については、第3章で示しました。物質使用障害の診断で治療を勧められる人の多くは、幼少期から成人期に至るトラウマのサバイバーです。そして薬物使用者の文化圏にいたことでもさらにトラウマを受けています。例えば性産業に従事したり刑務所に服役した中でのトラウマ、薬物使用による仲間の不慮の死や闇取引に関連するトラウマがあります。

そしてアメリカの一九七〇年代からの、厳格な断薬を患者に求める「厳罰主義」に基づく治療は、抑うつや無力感を引き起こしました。薬物使用の検査のための身体検査や採尿などもトリガーになって、再びトラウマ体験になりました。患者は耐えられず早々に治療プログラムから脱落して再発し、このやり方は効果をもたらさないばかりか、薬物依存者、ＨＩＶ感染症者をかえって増やすものとなりました。

学　校

教育分野でもトラウマの問題が指摘され、小児期逆境体験があると学業不振、不登校、問題行動、健康上の問題が高率であるといわれます[6]。

強いストレスを受けると前頭前野の司令塔機能の発達が阻害されワーキングメモリー、感情・行動の抑制、思考の柔軟さが妨げられます（第6章）。これらの機能は、新しいことを習ったり、友達との活動を楽しむ学校生活に不可欠です。損なわれていれば、勉強に集中できず飽きっぽく、授業に参加できなくなります。その子どもが示す態度は、教師に不真面目、怠けていると受け取られて注意・叱責の対象となりがちです。また、それに反応してパニックを起こしたり、暴れたり、教室から逃げ出すなどの、問題行動に至れば、「反抗」、「問題児」と受け止められてしまいます。子どもにとって学校は楽しくない所となり、フラッシュバックが起きれば怖くて近づけなくなります。不登校が続き学習の機会が閉ざされると、将来の社会参加、就労にも悪い結果をもたらします。

トラウマインフォームドケア誕生までの経緯

天災、疫病、犯罪や戦争など脅かされる出来事があると、その直後、社会は被害によるトラウマの重要性を重く認識しますが、またすぐに忘れてしまい教訓として残りにくいことを繰り返してきました。[7] 被害状況や被害者に向き合うことは、耐え難い感情を伴い、また状況を改善していくためには多くの労力や資金も必要となることから、少し時間が経つと忘却や否認が起こります。[8] 日本では数十年毎に大きな地震や津波の災害が継続しているにもかかわらず、東日本大震災を経て、津波を警告する古い時代の石碑が各地で再発見されたことは記憶に新しいところです。また対人暴力である児童虐待の存在を社会が認めるまで長い時間を費やしたり、性暴力被害者がスティグマを与えられ黙殺されてきた歴史もあります。
アメリカの精神科医療でも、トラウマを取り上げることに消極的な時代が続きましたが、ベトナム帰還兵のPTSDによる社会復帰困難や女性解放運動の中の性暴力、児童虐待が社会問題となり、社会はトラウマの治療に関心を向けざるを得なくなりました。薬物依存や関連する犯罪の増加、その背景にあるトラウマへのより効果的なケアプログラムの確立は、医療、福祉、司法での長期的な財政負担を軽減させるためにも大きな課題でした。二〇〇一年のアメリカ同時多発テロ事件、その後のイラク戦争などでもトラウマの問題は注目されました。さらに精神病院内での強制力を伴う治療行為は、患者たちにとって暴力で有害なものとみなされ、治療への恐怖、スタッフからの侮蔑、屈辱であると訴えられていました。[3] また多くのACEs研究で一般人口の中で小児期逆境体験経験者が高率に存在することとその影響の深刻さが示され、さらに近年のトラウマティックストレスに関する科学的知識の膨大な蓄積から、公的支援プログラムでトラウマを無視することはできなくなりました。[8]
これらの経緯の中で、米国福祉保健省の下部組織である薬物乱用精神保健管理局（Substance Abuse and Mental Health Services Administration：以下SAMHSA）は、精神保健サービスや物質乱用防止サービスの提供にトラウマへの対応が必要であると認識し、トラウマインフォームドケアシステムの開発や普及の先導的役割を果たしてきています。
SAMHSAが一九九四年に開催した、トラウマを前面に出した最初の全米会議（Dare to

vision）には、精神科医療の関係者、研究者、政策立案者、患者支援の運動家が集まり、医療改革のための対話が始められました。ここで女性のサバイバーが、病院で受けた身体拘束、処置が、小児期の性的虐待を想起させて再びトラウマとなったことが語られています。

一九九八年には女性の暴力・トラウマ・併存する精神疾患や物質使用障害の相互関係を解明するための研究が推進され、初めて国のトラウマインフォームドケアへの方向づけが示されています。二〇〇一年には全米子どものトラウマティックストレスネットワーク（NCTSN）に資金が提供されました。[9] この組織は子どものトラウマについての理解を深め、効果的な介入方法を開発するものです。さらに二〇〇五年にはSAMHSAの下に米国トラウマインフォームドケア・センター（NCTIC）が設立され、二〇一七年にはトラウマインフォームドケアの普及を促進する法案（Trauma-Informed Care for Children and Families Act of 2017）、二〇一八年には連邦機関でトラウマインフォームドケアの重要性、効果、ニーズを認識し利用を促す法案も可決しています。アメリカではこの二〇年余り、国をあげてトラウマインフォームドケアを普及させてきており、各地域の様々な領域で導入され、成果を挙げてきています。

日本においては、二〇一四年以降トラウマインフォームドケアの紹介が散見され、精神科看護、学校教育、児童福祉領域での実践が報告され始めています。[10] 学術団体としてトラウマインフォームドケアの概念を取り入れたのは日本精神科救急学会が最初で、普及はまだ端緒についたばかりです。[11,12]

第9章　トラウマインフォームドケア

トラウマインフォームドケアは、本来、システムに焦点を当てたアプローチで、利用者をその人のトラウマの歴史の文脈の中で理解し、そのニーズに敏感に応えようとするものです。そしてトラウマの広がりや被害を受けた利用者を支える最も良い方法についての知見を生かし、支援者と利用者に対して安全な支援環境を作ることを目指していきます[1]。

個々の病因を考えて対応していく医学モデルから、環境がもたらしたトラウマの背景を念頭に置いてのアプローチへの転換、パラダイムシフトが起きたと言われています[2]。

利用者に「どうかしたの?」、「どこか悪いの?」と尋ねるのではなく、「何が起きたの?」、「あなたの成長と回復に何をサポートして欲しい?」と尋ねていくことになります[2]（表9―1）。トラウマインフォームドケアは狭義のトラウマ治療には該当せず、より広い裾野へのトラウマケアと位置づけられます[3]。

表 9-1　トラウマサバイバーに対しての見方（文献 4 より）

よくある助けにならない見方	助けになる見方
この人は病んでいる。	この人はトラウマのサバイバーだ。
弱い人だ。	あのトラウマを経験してきたのだから強い人だ。
トラウマのことはもう終わりにするべきだ。	トラウマからの回復には時間がかかる。
もう立ち直っている。	トラウマについて聞くのは難しいけど、話すのはもっと難しい。
注目を引きたいのだ。	大声で助けを求めているのだ。
トラウマについて聞かない方がよい。聞いたら混乱してしまう。	トラウマについて語ることは、回復につながる。
コーピングのやり方を知らない。	サバイバルのためのスキルを持っている。それがあったから今まで生きのびて来られた。
トラウマを乗り越えることはできないだろう。	人はトラウマから回復できる。
永遠に傷ついている。	彼らは変わり、学び、回復することができる。

トラウマインフォームドケアの定義とテーマ

精神科医療、薬物依存、福祉、教育、司法、プライマリーケアなどのサービスで適用されていますが、広く使われるだけに、どうトラウマインフォームドケアを定義し概念化するかは、その組織のニーズと特殊性によって変わり曖昧であることも指摘されています。[1]

よく用いられる定義は次のようなものです。これは文献レビューを行い、トラウマインフォームドケアを導入している多様な支援サービスの専門家とも直接対話し、定義についてのコンセンサスをまとめた論文からのものです。[5]

「トラウマインフォームドケアは、利用者の強みを生かした支援の枠組みで、トラウマの影響を理解した対応に基づいています。支援者と利用者の両方の身体的、心理的、情緒的な安全が重視され、利用者がコントロール感とエンパワーされた感覚を取り戻す機会を作ります」。

そしてトラウマサバイバーの特別なニーズをターゲットに、「トラウマのメガネ」をかけることによって、いかに支援を提供していくかを考えていきます。[5]

またトラウマインフォームドケアの主なテーマとして、以下の点がよく示されています。[3,5,6]

トラウマのへ気づき

トラウマインフォームドのサービスでは、その仕事の中にトラウマの理解を組み込むようにします。利用者の多様な症状や行動が、トラウマ体験の結果であることを理解すると、支援者の視点が変えられていきます。研修、コンサルテーション、スーパービジョンは、トラウマインフォームドケアに向けての組織変革には重要なものです。また利用者のトラウマ体験のスクリーニング、安全のアセスメントを導入したり、トラウマに特化したサービスも利用できるよう検討することも重要です。

支援者の代理受傷への対処や、セルフケアもトラウマインフォームドサービスの基本的な構成要素です。支援者自身もトラウマを経験している場合、利用者の反応や行動がトリガーとなってトラウマ反応が引き起こされるかもしれないことに注意します。

安全の重視

トラウマのサバイバーは、安全でないと感じ、事実まだ危険の中にいるのかもしれません(例：ＤＶ被害者)。このため支援では、身体的、心理的安全が利用者と支援者の双方にもたらされるようにします。利用者の潜在的なトリガーについて知り、再びトラウマを体験することがないよう努めます。対人関係でのトラウマがあると、境界が侵害され、力の濫用になることが多くあるため、利用者と支援者双方が協働して意思決定をしつつ明確なルールと境界を確立します。

プライバシー、守秘義務、互いを尊重することも、安全な場を作るうえで大事です。被害や回復は、その環境や文化の背景の中で起きるため、文化的な違いとダイバーシティ（例：民族、ジェンダー、性的指向）は、尊重されながら対応される必要があります。

コントロール感と選択

トラウマを受けた状況ではその人のコントロール感が失われ、無力感を伴います。このため支援では、利用者の選択を重視し、可能な限り選択肢を与えます。具体的には、例えばどうやって連絡を取るか、治療はどれにするか、どのように治療を受けるか、最初にどの問題から取りかかるか、どんなペースでやっていきたいかなど選択してもらいます。

また利用者が予測できる環境を作り、自己効力感と自分の人生は自分がコントロールしているとの感覚を持てるようにします。支援サービスの計画と評価にも、利用者に参加してもらいます。

強みを生かすアプローチ

トラウマインフォームドケアでは利用者の足りない所に目を向けるのではなく、その人の強みを生かすことが基本になります。通常「症状」とされる反応は、トラウマがあればよくみられる妥当なもので、「適応」とみなします。その行動を操作的、注目引き、破壊的と見るのではなく、利用できる手段なら何でもトラウマ反応へのコーピングに使おうとしているのだと考えます。強い感情や状況を管理することだけでなく、トラウマのトリガーに触れてしまうことを減らすスキルを発達させていきます。利用者が自分の強みを知り、未来に焦点を当て、レジリエンスを高められるようスキルの構築を支援していきます。そして利用者の持つ資源（リソース）と支援のネットワークを強化することも重要です。

信頼と透明性

組織運営と意思決定は、透明性をもって実施されます。その目的は、利用者や家族、組織内のスタッフなどとの信頼関係を構築し維持することです。

ピアサポート

ピアサポート（同じような立場にある仲間によるサポート）や相互自助は、安全と希望を確立し、信頼感を作り、協働していくためのカギとなります。回復を促進するために、そのトラウマの語りや体験を利用する時にも重要です。「ピア」という用語は、トラウマ体験のある人「トラウマサバイバー」を指し、子どもであれば、それを体験している家族も意味します。

協働と相互性

トラウマインフォームドケアでは関係者がパートナーになることとそれぞれの力の違いを平等

にしていくことが重視されます。力の違いは、支援者と利用者の間、また組織の多様なスタッフの間に存在します。そして利用者の回復は人の関係性の中で起こり、力と意思決定の意味ある分担の中で起こることも重要です。トラウマケアの中では、支援者の誰もが何等かの役割を果たしており、皆が狭義の「治療者」になる必要はないということです。

　導入している組織の多くがトラウマインフォームドケアについて想定しているのは、トラウマの広がりとその身体・精神的健康への影響を知ること、子どもや家族、支援者にみられるトラウマの兆候や症状を理解すること、エビデンスに基づいた支援をすること、再トラウマ化を防ぐという項目です。[7] しかしそのシステムによって運用は異なり、トラウマインフォームドケアの経験的データを一般化することが難しくなっているため、ＳＡＭＨＳＡでは次の一〇の領域の定義を挙げることによってさらに進展させていこうとしました。[3]

①管理とリーダーシップ
②方針
③物理的環境
④取り決めと関与
⑤部門を超えた協働
⑥スクリーニング、アセスメント、治療サービス
⑦研修と人材開発

⑧モニタリングと質の保証の向上
⑨資金調達
⑩評価

ほとんどの組織が関心を向けるのは、人材開発（研修、意識、二次受傷の問題）、トラウマに焦点を当てたサービス（標準化されたスクリーニングを使う、エビデンスのある実践を行う）、組織環境と実践（協働、支援の連携、安全な環境、政策づくり、リーダーシップを明確にすること）といわれます。[1] 物理的環境を整えることから、スタッフの利用者とのやり取りの質に至るまで、すべてのことにかかわるものです。

トラウマインフォームドケアの実施と効果

トラウマインフォームドケアの普及は、当初米国トラウマインフォームドケア・センター（NCTIC）が中心となり、二〇一二年までには四三の州でコンサルテーション、技術的支援、教育、アウトリーチ、財源が提供されています。[8] 対象となったのは、メンタルヘルス、薬物依存、司法、ヘルスケア、ホームレスサービス、女性への暴力、教育、児童福祉、利益団体など幅広い機関で、一年半で一万人以上の人々に直接かかわったとされます。

トラウマインフォームドケアを導入したプログラムについての論文を概観したものでは、概ね良い効果が報告されています。[5] トラウマに特化したサービスも得られる場合、通常の治療よりも精神症状や物質使用が改善し予後も良好でした。トラウマインフォームドケアに対する利用者の反応も良く、安全感が増し、スタッフとの協働がより円滑になり、八四％の利用者が最も高く評価していたといいます。ホームレスの住居が安定し、例えば入院など危機時の支援の必要性が減ったり、導入での費用対効果も良好であったといわれます。[5]

薬物依存者へのアプローチ

トラウマの影響が大きい薬物依存患者のケアについて、ハームリダクションモデル[注1]が適用されて効果を挙げています。これははじめから断薬を求めることはせず、寛容さをもって問題の軽減をはかる現実的なアプローチです。患者がプログラムに参加することの負担感をできるだけ少なくし、まずは治療に長く留まってもらうことを目指します。そして薬物に関連する害を減らすこと（ハームリダクション）を具体的に考えていきます。例えば薬物の静脈注射の回し打ちでＨＩＶ感染が起きていることを考え、清潔な注射器を配布する、注射を避けさせるため経口の代替え麻薬を提供するなどです。危険な薬物の使用をゆっくり減らしていけるようにします。利用者を

注1　ハームリダクションとは危険な行動によるネガティブな結果を減らすための、実用的な公衆衛生のアプローチです。薬物依存への対応だけでなく、シートベルト、ヘルメット、コンドームの装着なども含まれます。

「犯罪者」としてではなく、トラウマを抱える「病者」として人権を尊重しつつ孤立させない支援を行います。このアプローチは、救急医療利用回数の減少、医療費の減少、薬物目的の犯罪の減少などの効果が認められています。[6]

従来、薬物依存と精神疾患、トラウマ体験など多くの問題を抱える母親と子どもが一緒にいても、子どもへのケアは見落とされていました。子どもと一緒に宿泊治療プログラムに入った当初、そのような母親はスタッフとの話し合いの中で、子どもの安全には興味を示しますが、細やかな養育の話にはなりませんでした。母自身の身体的、性的虐待の経験から、ほぼ安全のみが関心の中心になっていました。トラウマインフォームドケアを母子一緒に受けることで、母の情緒的成長が促され、養育スキルが向上し、母子のつながりが深められました。徐々に断薬もできて雇用につながり、治療終了後に収監される割合も減ったと報告されています。[6] そのような母の変化の中で子どもは自己肯定感が増し、対人関係の持ち方が向上し、安全感が得られました。それは暴力を目撃していた子どもに、より効果があったとされています。[9] トラウマインフォームドケアは、このような家族中心のケア、患者中心のケアにとても効果があるプログラムとして知られています。

児童精神科病院や宿泊治療施設への入院・入所

トラウマインフォームドケアを導入した児童精神科の病院・宿泊治療施設の研究報告のレ

ビュー[10]では、身体拘束や隔離を減らすことを明確な目標としたり、広範な治療モデルを導入することによって、強制的措置の回数、スタッフと患者の怪我の頻度を減少させ、患者の臨床症状の改善も認めたといいます。

マサチューセッツ州の児童福祉

州全域でトラウマインフォームドケアを児童福祉に導入する試みが行われています。トラウマインフォームドケアを先導するチームを作ったところ、その活躍から児童福祉と精神科医療のネットワークが有効に働くようになり、必要なケースにエビデンスのあるトラウマ治療（トラウマに焦点を当てた認知行動療法：TF－CBT、ARC、子ども－親の心理療法：CPP）を提供できるようになりました。その治療が六カ月間行われたことで、子どものPTSD症状と問題行動は改善しています。課題として、児童福祉機関にトラウマ関連の業務に携わるリソース（財源、人材）が不足していたり、幼い子どもたちにトラウマ治療を行える治療者が少ないことがあり、トラウマインフォームドケア普及の障壁になっていたと示されています。[7]またこのプログラムで、その後の虐待について調べたところ、グループに一年参加したケースでは、導入されていない場合に比べ身体的虐待とネグレクトの根拠のある通告は少なく、児童福祉サービスの改善に役立つと期待されています。[11]

学　校

学校は子どもたちが一日の活動時間の大半を過ごす場です。安全で健康な仲間がいて大人の見守りがある学校ならば、家にストレスがあっても、子どもの成長は促進されます。しかし、トラウマ反応は子どもの学習、行動、対人関係に影響を及ぼし、うまく適応できていない場合も多くあります。学校がトラウマインフォームドケアの導入で適切なかかわりをしてくれるようになると、子どもたちの逆境体験の悪い影響は早期に改善することが期待できます。

トラウマセンシティブスクール（ＴＳＳ）とは、その学校がすべての児童生徒が安全と感じ、歓迎、支援される場となることを目指し、学習へのトラウマの悪い影響に、全校をあげて対処することをその教育の使命の中心に置くものです。学校での学びや経験がうまくいくように支える学校の文化の基礎を作っていきます。[12]

ＴＬＰＩ[注2]は、ＴＳＳを学校に導入する際の枠組みの六つの要素を示しています。[13]

基盤施設と文化：学校・地域のリーダーはインフラと文化を整えます。

教職員の研修：トラウマセンシティブな学習環境を作るために、研修を組織のリーダーも含め、すべての教職員に行うことはたいへん重要です。この研修では、トラウマとその影響、子どもと大人の関係を強化するテクニック、懲罰的な指導に代わる方法などを学びます。

メンタルヘルスの専門家との連携：学校外のメンタルヘルスの専門家との効果的な連携はとても重要です。専門家につなぐことで、子どもが学校に参加できるようにしていきます。また同様に守秘義務の中で子どものニーズや、今の仕事が教職員自身の生活にどう影響しているかなどを話せる場としても活用します。

トラウマをもつ子どもの学習指導：教師が子どもの秘められた才能を教室で見つけ出すことは大事です。明確なコミュニケーションと予測できる日々の日課を作り、子どもたちが身体的、心理的に教室が安全であると感じられるようにします。子どもは全人的に捉えられるべきで、大人や仲間との関係、感情コントロール、注意と行動、その身体的、心理的健康のすべては学習に影響してきます。

学校の方針とプロトコール：学校全体がトラウマセンシティブな環境となるために、教職員は学校の方針（例えば懲戒に関する方針、連絡の手続き、安全計画など）、プロトコールを参照しなくてはいけません。

家族との協働：子どもの教育のすべての状況に家族がかかわるよう積極的に招くことは、家族が学校に歓迎されており、自分が重要な役割をはたしていると理解してもらうのに役立ちます。良好な協力体制は、教員が文化、言語など家族の多様性に繊細になることで築いていくことがで

注２　ＴＬＰＩ：トラウマと学習の政策イニシアティブ（Trauma and learning policy initiative）。家族の暴力や他の逆境体験のある子どもたちが、学校で良い結果を出せるようにすることを使命としているマサチューセッツ州の団体です。ハーバード大学法学部とも連携し、早くからＴＳＳのマニュアルをまとめ、全米各地のＴＳＳに広く参照されています。

きます。また家族と定期的に情報を共有すること、学校での会議やイベントに家族が参加しやすいよう時間や場所を工夫していきます。

学校で子どもがエンパワーされ無条件に肯定的な注目を与えられることは大事で、レジリエンスを強化することに結びつきます。レジリエンスと健康的なコーピングスキルを学校で教えられると、将来の健康を害する危険な行動が減り、次の世代の逆境体験を減らすことになりトラウマの世代間連鎖を絶つことが期待できます[14]。トラウマセンシティブあるいはトラウマインフォームドの学校運営を行った報告[15]では、教職員のトラウマについての知識が増えてトラウマセンシティブな実践ができるようになり、子どもの学校参加状況が改善し、問題行動が減っています。さらに次の章から触れるＡＲＣの枠組みを治療者が導入することで、トラウマ関連症状が減ったことが示されています。

児童相談所でのトラウマインフォームドケアの取り組み

最後に、日本の児童相談所での取り組みを示します。児童相談所はその性質上、古くから子どもの生活歴や逆境体験、特に虐待についての詳細な情報を把握し、トラウマの重要性が共有され、その治療に早くから取り組んできた支援機関です。主に治療部門にいる医師や児童心理司が個々に内外の情報を得てトラウマ治療を実施してきましたが、二〇〇〇年代後半からエビデンスのある治療法が相次いで日本に紹介され、組織的にも導入する方向に動いています。親子相互交流療法：PCIT、TF－CBT、家族のための代替案認知行動療法：AF－CBT、EMDR、子どもと大人の絆を深めるプログラム：CARE[注3][16]などの治療法について経験が深まり、またトラウマインフォームドケアの概念が知られるにつれ、より広い範囲の関係機関、関係者へのトラウマ理解を促進する動きに広がっています。[17,18]

例えば虐待を受けた子どもへの支援として（図9―1）[18]、①組織・地域全体で行うトラウマケアの基盤づくりとしてのトラウマインフォームドケア、②トラウマに適切に対応するためのトラウマアセスメントや心理教育、③トラウマに特化した治療（TF―CBT、PCIT、AF―CBT）と三段階に分けて考えた場合、東京都の児童相談所では、③の治療の導入はいち早く、二〇〇九年頃から全ての児相で実施できる体制を整えてきました。しかし、医師・児童心理司以外の児相専門職（児童福祉司、電話相談員、保育士、児童指導員、看護師など）や地域の子ども家庭支援センター、児童養護施設、乳児院、里親など関係機関、関係者などへのトラウマインフォームドケアの普及は、遅れていました。

注3　CARE（Child-Adult Relationship Enhancement）：親・養育者をはじめ子どもとかかわるすべての大人を対象にしたペアレンティングプログラムです。内容がコンパクトにまとめられているため比較的短時間で習得でき、子どもとよい関係を築くために使うスキル、避けるべきこと、理解しやすく効果的な指示の出し方などを講義・ロールプレイを通して学べます。

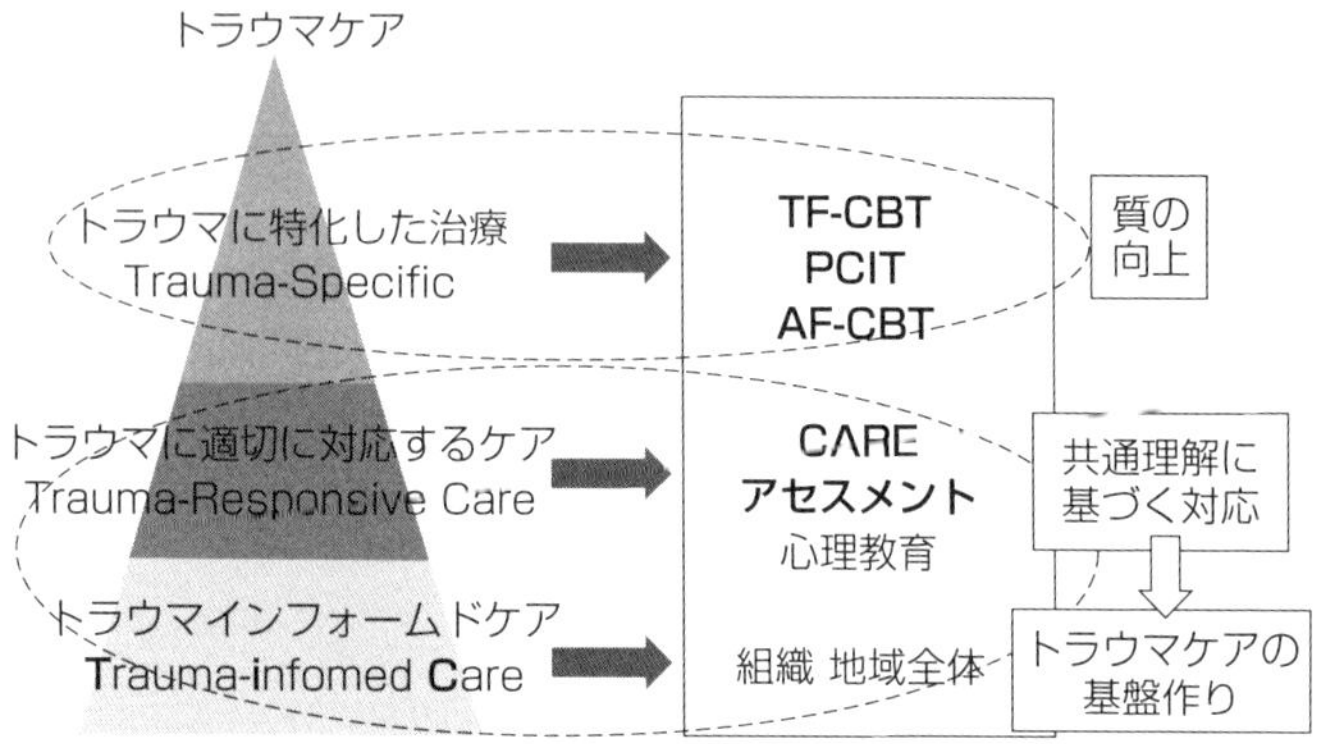

図 9-1 虐待された子どもへの支援（文献 18 より）

このため二〇一五年からトラウマを持つ子どもへの対応がどの機関でもある程度一貫してできるよう、導入しやすくそのスキルを共有しやすいCAREの普及に努めています。地域でワークショップを繰り返し、数百人の専門職が修了しました。このプログラムは相談に来た子育てに悩む養育者に、すぐその場で具体的スキルを提供できるため、現場で重宝します。修了時のアンケート（一三七人回答）では、「新しい知識が身についた」九八％、「スキル向上に役立った」九九％と極めて高く評価されました。[18] その手応えから地域の各機関でも独自にこのプログラムを導入しようとの動きとなっています。

また児童相談所では、トラウマの悪い影響や「トラウマのメガネ」をかける意義、支援者の二次受傷に関する研修なども重ね、特に難しい子どもたちへの対応に苦慮する一時保護所の職員からも良い反応を得ています。

第10章　ＡＲＣの枠組みとは

前章ではトラウマインフォームドケアの重要性とその実践、効果について示しました。知られているプログラムの中でも、ＡＲＣ《アルク》の枠組み[1,2]は、多様な専門職の人たちが導入し効果が報告されています[3]。すでにそのテキストは翻訳されており、参照しながらすぐに現場で用いることができます。ここではその概要を述べます。

ＡＲＣの枠組みの10個の積み木

ＡＲＣの枠組みは、長期間、たくさんのトラウマティックストレスを受けた、子どもとその家族への介入の手引きを意図して作られています。重いトラウマを受けた子どもの示す状態はそれぞれ異なり、すべての子どもに適用できる何か一つの普遍的な治療プログラムというものはありません。また精神科医療の関与も限定的で、心理療法を週一時間受けたとしても十分ではなく、より広い生活環境からの、個々に合った治療的アプローチが必要となります。その点、ARCモデルは子どものニーズと強みに基づき、支援者が適当な介入方法をメニューの中から選んでいくことができ、柔軟に用いられます。

ARCの枠組みでは、アタッチメント理論、小児期のトラウマティックストレスが発達に及ぼす影響、レジリエンスなどを踏まえた理論的枠組み、介入の中心となる原則が示されます。そして具体的には心理教育、関係性の強化、ソーシャルスキル、養育者の教育とトレーニング、リラクゼーションなどが含まれ、形式としては個別に行う治療、家族療法、グループ療法、養育者支援などに用いられる他、支援者へのスーパービジョンや組織レベルのトラウマ治療プログラムとしても使うことができます。

「ARC《アルク》」とは、治療目標として挙げている三つの領域の頭文字を取ったものです。「A」のアタッチメントでは安全な養育環境を作り、「R」の自己調整では子どもの調整力を高め、「C」の能力ではレジリエンス[注1]を伸ばしていきます。三領域には治療目標となる九個の「積み木」が組み込まれています。そして一番上には「トラウマ体験の統合」という十個目の積み木が乗ります(図10―1)。この治療モデルでは最終的に、子どもや養育者が単にその場を生きのびることではなく、エンパワーされ、未来志向で周りの世界と意味あるかかわりができるようになることを目

注1　レジリエンス＝回復力。困難や逆境の中にあっても、状況に合わせて柔軟に乗り越えようとする力。

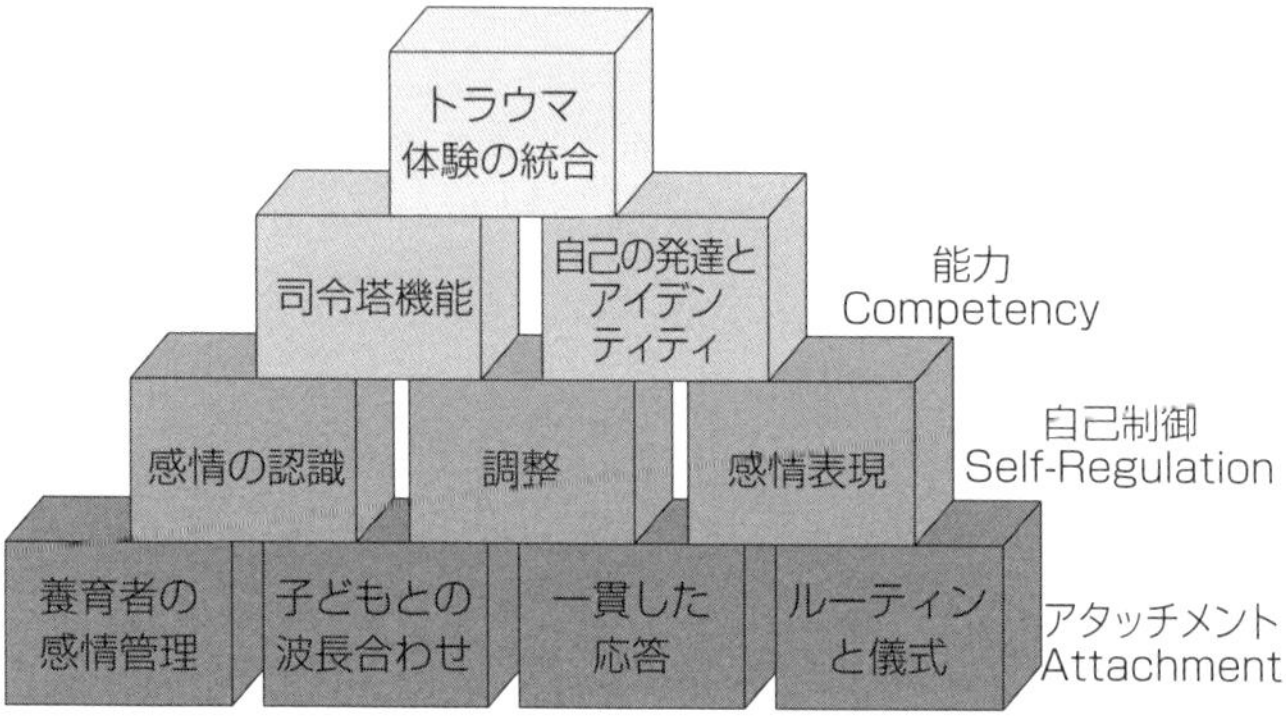

図 10-1　ARC の枠組みの中心となる積み木（文献 1 より）

指しています。以下に十個の積み木について簡単に説明します。

A：アタッチメント

養育者のスキルを高め、支援し、関係者のリソースを強化することで子どもを取り巻く養育環境を整えます。養育者はトラウマ体験を持つこともあり、たとえ逆境体験がなかったとしても、子どもが示す言動から受けた傷つきが、今の子どものアタッチメント行動[注2]を受け入れる態度に影響を与えている可能性があります。養育者支援と養育者―子どもの関係性への支援は次の三つの治療目標に示されます。

- **養育者の感情管理**：養育者が自身の感情、身体的反応を認識、理解しコントロールできるようにする。特に育児に関連した影響を重視していく。
- **子どもとの波長合わせ**：養育者と子どもの関係の中でリズムや相互のやり取りを促し、養育者が子どもの行動を深く理解できるようにする。
- **一貫した応答**：子どもの行動に対して、効果的でトラウマを踏まえた応答をしていく。
- **ルーティンと儀式**：日々の暮らしにリズムを作り予測できることでの安心感を得られるよう

注2　アタッチメント（愛着）行動＝不安や恐怖を感じた子どもが養育者（母親）にしがみついたり甘えたりすることで、不安や恐怖に対処する行動のこと。

にする。

R：自己調整

トラウマを経験した子どもに治療が求められる場合の多くは、対応の難しい行動、激しい感情や衝動的で混乱した身体の反応であり、その背景に、感情、思考、身体感覚の調整困難があります。ARCの枠組みによる治療では、子どもが自分の内的体験を知り、それに耐えながらうまく対処するスキルを学ぶことを目指します。

- **感情の認識**：感情、身体の状態とそれに伴う考えや行動を知り、理解する。
- **調整**：身体的、感情的体験をコントロールして耐える力を伸ばす。
- **感情表現**：他者と安全に感情を共有する。

C：能力

ARCの枠組みは、ストレスを受けた子どもたちのレジリエンスに関連する重要な要素を扱っていきます。介入の目標は、不健全な状態を改善するだけでなく、子どもたちが良い成果を得たり、レジリエンスを高めるようにすることです。

- **司令塔機能**：子どもが行動とその結果のつながりを理解し、選択肢から選び、それを実行した結果を評価するスキルを養う。問題解決、計画、予測の力が増すよう支援する。

- **自己の発達とアイデンティティ**：自分自身についての色々な見方を認識し探索していく。かけがえのなさ、肯定的な資質を確認し、時間と経験すべてにわたって一貫している感覚の発達を促していく。

トラウマ体験の統合

一貫性があって包括的な自己を理解しながら、その過去の体験を積極的に振り返り、処理し、統合していけるように取り組んでいきます。

新版で加わったもの

なお翻訳されたテキスト[1]が出版された後、実践の集積から一部修正があり[2]、新版では「能力」の領域に治療目標の「人とのつながり」が加えられ、治療目標（積み木）全体を支える土台として「エンゲージメント」と「教育」の項目が入れられています。

- **人とのつながり**：人との関係に耐える力や対人関係スキルを伸ばす。
- **エンゲージメント**：支援が利用者の目標、ニーズに合い、積極的に参加してもらえるよう配慮工夫していく。

● **教育**：トラウマ、発達、対人関係、レジリエンスなどの回復に必要なテーマについての理解を促していく。

第11章　ARCを生活の中に組み込む①――アタッチメント

ARCは、トラウマを抱える子どもとその養育システム（親、里親、施設職員、児童福祉関係者、医療関係者等）がおさえるべき治療領域、目標を、明確にしています。興味深いところは、柔軟性の高い枠組みであるという点です。「必ずこの順番に治療に取り組む」というものではありません（しかし、モデル最下段、第一段階のアタッチメントの領域の「積み木」がないと、なかなかうまく第二段階の自己調整の治療が進まないということはあります）。

それぞれの積み木がもつ治療目標（この積み木は何を目指しているか、子ども・養育システム双方にどんなことをできる／するように望んでいるのか）は明確にされていますが、その治療目標に取り組む方法は、それぞれのクライエント（子ども、養育者、施設職員……）、治療形態（子どもや養育者との個別面接場面、グループ、施設での生活場面、里親との生活場面、施設職員へのコンサルテーション場面……）、治療者の立場（ケアワーカー、児童相談所職員、病院職員、グループファシリテーター、施設の管理者……）によって柔軟に工夫できます。子どもと、その子どもを取り巻く環境は皆異なるので、それぞれに合わせたものにできるのです。原則に従いつつ、クライエントに合わせて柔軟に工夫する。そのバランスが大事です。

本章から3章にわたって、主にARCの治療目標を生活場面で活用する時の工夫について述べたいと思います。ここで示した事例のエピソードは、数々の経験をもとに創作したものです。虐待を受けてきた子どもの多くは生活の中で辛い目にあっており、安心した生活を送ることができていません。日常のそこかしこに危険が潜んでいないか、常に警戒しながら生きています。しかし、ずっと緊張しながら生活を送ることは人間にとって非常に無理な状態で、心身に大きな負担がかかります。それゆえ、生活の中で安心を感じたり、誰かと楽しい時間を過ごすことを積み重ねることが、まず必要となるのです。専門家との個別面接や、治療のためのグループが功を奏するためにも、安心した日常を送れる環境にあることが必須なのです。

治療的な生活は子どものトラウマからの回復に大きく寄与しますが、あまりに専門的過ぎる振る舞いは「生活」という日常と相性が悪く、不自然なものになってしまいます。子どもたちの成長を促すためには、「普通」の生活の感覚も大切です。しかし、それだけでは対処しきれない問題が生じてくるので、トラウマに関する知識が必要になるのです。

できるだけ自然に、でも戦略的に。ARCはこの難しい命題、普通の生活の中に、どう自然に専門性を組み込んでいくかのヒントをくれることでしょう。

この章では、積み木の一番下段のアタッチメントについて述べていきましょう。

＊＊＊

アタッチメントは、子どもが安心して生活し、自己コントロールできるようになり、自分の過去のトラウマ体験を統合していくうえでの礎となる部分です。この領域は子どもを取り巻く養育者、そしてその養育者を取り巻く関係者（機関）が取り組むべき内容です。治療目標の四つの積み木（**「養育者の感情管理」**、**「子どもとの波長合わせ」**、**「一貫した応答」**、**「ルーティンと儀式」**）が含まれています。

子どもは、安心できるようになって初めて、本来の発達の経路が開かれていきます。安心できない時は、どうやって生き残るかに自分のリソースを使っているので、発達課題に取り組めないのです。さらに、安全な生活の場で信頼できる大人と出会うことで、感情をコントロールする準備も整っていきます。全てのトラウマ治療の基礎となる部分がここにあるのです。

PTSDでは、回復の妨げになるものを除去していくことが症状の改善につながるとされています[1]。虐待を受けた子どもの回復の妨げとなるものは、不安定な日常や大人からの攻撃などが含まれるでしょう。しかし、こうしたものを取り除いて、安心できる場所で攻撃しない大人に出会っても、「この世界は危険だ」という子どもの持つ世界観はすぐには変わらず、それに大人が引きずられてしまうことがあります。そこが、生活の中でトラウマを抱える子どもの回復を支える時に難しいところです。それゆえ、子どもを支える養育者も支えられている必要があるのです。子どもに安心感を持たせるには、養育者も同様か、それ以上に安心できていることが必要です。

このアタッチメントの領域では、子どものみならず、一番近くにいる養育者も安心できるための働きかけの視点が重視されています。養育者が安心して支援を求めることができたり、「もう少し頑張ってみようかな」と思えるように気を配ることが、関係者（機関）や管理者には求められます。アタッチメントは子どもだけの言葉ではありません。大人にも安全基地が必要なのです。

養育者の感情管理

子どもは養育者の表情から手がかりを得て、そこから感情反応を読み取って、世界を理解していきます。たとえば、悲しい内容のドラマを見ている養育者が悲しそうな表情をして「悲しいね」と言う姿を見て、子どもは「こういう状況は『悲しい』って言うんだ」と気持ちに名前をつけていきます。そして、別の場面で養育者が悲しい表情をした時に、「今悲しいんだな。何か悲しい出来事があるんだな」と理解していくのです。

虐待的な環境を生き抜いてきた子どもはとても大人の表情に敏感です。なぜなら大人の顔色を見て行動しないと、自分に被害が及ぶ可能性があったからです。「お父さんの顔は怒っているみたいだ。静かにしないと殴られる」と父親の顔色を見て行動することがこれにあたります。誰しも大なり小なり人の顔色を見る行動はとるものですが、こうした環境で育つ子どもたちは顔色を過剰に気にして行動しないと、受ける被害がとても甚大なのです。

　虐待を受けた子どもの表情認知の研究[2]では、虐待を受けた子どもは怒っていない表情でも怒っているととらえがちという結果が得られています。少しでも自分に被害が及ぶようなサインを見落とさないよう、相手の表情に過敏になり、認知すら歪んでしまうことがうかがえます。

　さらに、本当に世界は危険ではないのか確かめるために、大人の感情を逆なでしたり、あえて大人を怒らせるような行動をとる子どももいます。ただでさえ被害的に相手の表情をとらえがちな子ども達の前で、大人は自分のネガティブな感情を刺激されながらも、平静を保ち落ち着いて言葉がけをしなければなりません。これはとても難しい仕事で、まず大人が自分の感情に気づいて管理することが必要になるのです。

トラウマについての心理教育

　トラウマを抱える子どもと関わる大人は、トラウマに関する知識を有することが必須と言えるでしょう。この知識がないと子どもや自分に何が起こっているのか理解できません。トラウマの持つパワーはとても強力なので、大人は子どもが示すトラウマ反応にすぐに巻き込まれてしまいます。その時に知識があれば、起きている事態を冷静にとらえるきっかけになります。

ストレスコーピング

トラウマを抱える子どもと関わる時に、大人の感情が逆なでされる場面は避けられないものです。また、代理受傷もあり、長期的に蓄積したストレスにも対処するには、その場ですぐ使える対処法と、生活の中に組み込まれたストレスコーピングの二種類が必要となるでしょう。

その場ですぐ使えるものとしては深呼吸や少しその場を離れる、他のことを考えるなど様々あります。また、生活の中に組み込むこととしては、寝る時にアロマをたく、定期的に運動をする、趣味の時間を持つなどがあり、リラックスできたり自分の好きなことに取り組める時間を大事にしたいです。

子どもたちに上手に対応している人は、たいてい自分なりのストレスコーピングを持っているものです。里親の集まりや、施設職員同士の集まりなどの機会に自分たちのストレスコーピングについて話し合う機会があると、「他の人も自分と同じような気分になるんだ」とノーマライズされたり、ストレスに対処する工夫について知ることができます。

養育者のサポートシステムを作る

子どもの一番身近にいる養育者は多くのストレスに直面します。その時沸き起こる怒りや惨めさといった感情を抱えきれないと、「あの子には困ったものだ」などと子どものせいにすることもあります。また、児童福祉に携わる大人として「子どもに対してネガティブな感情を持ってはいけない」と思っていると、「こんな気持ちをもつ自分はダメな人間だ」と自分を責めてしまうことになります。

しかし、養育者はどんな感情を持っても良いのです。自分の感情をなかったことにする必要はありません。大事なことは自分の感情に気づいて管理することです。そして、そうした自分の気持ちをおさめていくためには、養育者自身が安心できる環境が必要なのです。施設ケアワーカー同士の集まりや里親の集まりで日々の大変さを話せること、子どもと少し離れた距離にいる人からのスーパーヴァイズなども、養育者を守る環境として機能します。

筆者らが以前勤めていた職場では、一日の仕事の終わりにケアワーカーがその日の出来事を記録しながらいろいろおしゃべりしていました。その日子どもの対応で大変な思いをした職員がその時のことを「大暴れして本をぶつけられて痛かったわ」と話すと、他の職員から「大変だったね。最近多いよね」などと労われます。そうしたなかで、また別の職員からその子の他の違う面が話されたりします。「でも、○○くん、こないだ落ちてたゴミを拾っていたよ」。こうした「愚痴大会」はいつの間にかケースカンファレンスのようになる時もあります。生活に入っていない職員から「こういう行動ってこうかもね」とトラウマの心理教育を改めてすることで、ケアワーカーは自分と子どもの間に起こっている出来事を冷静に理解できるようになります。

これは自然発生的な場でしたが、ケアワーカーはその日自分に沸き起こったネガティブ感情をここでおさめることで、翌日に持ち越さずに済みました。いつも自然体の気持ちで対応するためにはとても重要な役割を果たす場でした。ここにはいつも甘いお菓子やお煎餅があり、こういうちょっとなごめる場が、大きな支えになるのです。

子どもとの波長合わせ

波長合わせとは養育者が子どもの出すサインを的確に読み取り、適切に応答することです。赤ちゃんが笑い声をキャッキャとあげている時、それを見た大人も笑顔になって声も高いトーンで「うれしい、うれしい」と言ったりします。赤ちゃんが泣いている時は、大人も悲しい顔をして「悲しいのねえ」と言ってあやします。そして、どうして泣いているのかあれこれ考えて行動します。お腹がすいているのか、眠いのか、オムツが気持ち悪いのか、「泣く」という行動の背景にある赤ちゃんの気持ちを考えます。これが波長合わせの原型であり、この時に大人から言われる感情の言葉（「うれしい」、「悲しいのねえ」）が後の子どもの感情コントロールの礎になります。

私たちが接する子どもたちは赤ちゃんではなく、トラウマを抱えた子どもたちですが、行動の背景にある気持ちを的確に読み取るところは同じです。しかし、激しいトラウマ反応に対してはその逸脱行動に目を奪われがちで、背景にある気持ちにまで目を向けるのはなかなか難しいことです。それゆえ、トラウマに関する心理教育、とりわけトラウマ反応を引き起こすトリガーについての心理教育が、ここでは重要になります。

PTSDと診断されているマサトシは、いつも大人に反抗的でした。指示に従おうとせず、暴言や暴力が止まらない毎日です。職員はどうせ今日も指示には従わないだろうと構えながら「ごはんの時間だよ」と声をかけました。しかし、案の定返事もせず無視しています。今度は強い口調で「ごはんの時間だよ！　早くね」と声をかけると、読んでいた漫画を職員に向けて投げつけてきました。職員はどうしていいかわからず、あきらめてぼんやりしていると、部屋に西日が差していることに気づきました。窓を見るととてもきれいな夕日が沈むところでした。「うわあ、きれい」と思わず職員が声にすると、マサトシも窓の外の夕日を見てから、職員を向いてニコッとしました。そして走って食卓テーブルに向かいました。

波長合わせは言葉だけではありません。認知、感情、行動、身体あらゆるレベルで合わせることができます。日々の出来事、たとえば一緒に鬼ごっこをして大人も子どもも共に楽しんでいる、こうした状況も波長合わせにつながるのです。

応答的リスニングスキル

トラブルの後や子どもがイライラしていそうな時、ただ注意したり、ネガティブな感情をすぐになくそうとするのではなく、子どもの気持ちに共感的に応答しながら解決策を一緒に考えるとよいでしょう。そうすることで、子どもは自分の気持ちに名前がつけることができ、また、大人が一緒に考えてくれる体験を積むことができます。つまり、自分のネガティブな感情を認めてもらい、おさめてもらう体験なのです。

ステップ[3]

①子どもの感じることすべてを尊重する：「こんなことで怒らないで」等は言わない

②子どもに話を聞いていることを示す：目を合わせる、うなづき、言葉で応答

③子どもの言葉を繰り返す：聞いたことを伝え返し、子ども本人がそのことを大事と思っていることを認める。「……おもちゃをとられて、もう返してくれないって思ったんだね」

④子どもの気持ちに名前をつける：子どもの気持ちを想像して伝え返す。「心配になったんだね」子どもが否定した時はそれを受け入れる。二つの気持ちをあげて、子どもに聞いてみてもよい。「君は心配なのかな、それとも悔しかったのかな」

⑤その時の状況と子どもの感情を確認できたら、必要なら解決策を一緒に考える：「今度おもちゃをとられた時、どうするか一緒に考えようか」、「悔しい気持ちになったら、どうするか一緒に考えよう」

身体的な波長合わせ

身体的な感覚を使った波長合わせも養育者と子どもの関係を深めるのに有効です。音楽に合わせて一緒に動いたり、アルプス一万尺などの手遊び、太鼓を合わせて叩くなどもいいでしょう。また、大人と子どもとで行うキッズヨーガなどは、一緒にポーズをとったり、協力し合うなかで波長を合わせることができます。大人と子どもが一緒に遊ぶことで楽しい感覚を共有するのも、波長合わせの一つの形です。

＊＊＊

トラウマを抱えた子どもとの波長合わせは難しく、上手くいかないことも多々あります。その時に何が難しかったかを振り返り、どうすればよかったかを考えることがとても大切です。養育者がこうした振り返りをするためには、養育者自身が守られている必要があります。「失敗」を話しても大丈夫と思える環境を整えなければなりません。さらに、子どもに「もう少し（自分が）早く声をかければよかったね」などと大人の方から言うことで、子どもも大人を信用し始めます。大人が子どもに対して問題解決のパートナーとして真摯に向き合う関係は、子どもにとって新鮮なものでしょう。

子どもが落ち着かない時

子どもがイライラしたりソワソワして落ち着かない時や暴れる時に、大人がそれを止めようとして焦ったり大声を出すと、子どもはますますイライラします。大人の顔色を見て育ってきた子どもたちなので、大人の感情がダイレクトに伝わりやすいからです。しかも、よりネガティブな形で伝わるものです。子どもがイライラして、大人もイライラすると、双方のイライラはどんどん増してしまいます。

そうした時は、まず、大人が落ち着くことが大事です。声のトーンを落として、落ち着いてぶれずに対応し続けることが必要です。今度は、大人の波長に子どもを合わせていくのです。大人は自分の表情や声のトーンで多くのものを伝えています。それゆえ、養育者の感情管理はとても重要なのです。

一貫した応答

予測可能で見通しを持てる生活を送ることは、安心感を醸成し、行動をスムースにさせることに寄与します。子どもは「Aをしたら B になる」経験を積み重ねるうちに、物事には行動と結果という因果関係があることを知り、結果を見越した行動をとれるようになります。また、大人が安定してそうした因果関係を守ることで、枠組みを維持する大人と子どもとの間に明確な境界線が引かれるのです。子どもは、明確なルールや境界線があり、周囲の反応が予測できると、適切な行動をとりやすくなります。

一方、安全ではない環境で、親の機嫌に左右される生活を送るということは、Ａをして「Ｂ」になることもあれば、「Ｃ」になることもあり、「Ｂ'」になることもあるということです。そこには物事の因果関係はないため、親の顔色をうかがうだけで、自分の行動が何らかの結果をもたらすという感覚は育ちにくくなります。そうなると、自分の行動の持つ意味や重要性を感じられなくなり、その場限りの行動が増えることにつながります。また、それがたとえ不適切な方法であったとしても、ある時うまくいった行動を取り続けることになります。たとえば欲しいおもちゃがあって、いつもは買ってもらえないけど、ある時泣き喚いて買ってもらえたら、その後、どんな時でも「泣き喚く」行動を繰り返すようになるということです。

さらに、予測できない生活は不安をもたらすので、少しでも安心するために、子ども自身が、親やその場をコントロールして、「予測可能」な事態を自分で作りだすことがあります。これは、その場の枠組みを維持し安全を守る大人の役割を、子どもが肩代わりしていることになり、境界線が崩されていることになります。子どもが大人に指示して何かさせたり、逆に「気の利く子」、「しっかりした子」として大人のお世話をすることは、ポジティブな意味合いを持つこともありますが、子どもの不安から生じていることもあるのです。

「AをしたらBになる」経験を積み重ねることで、子どもはその場で求められる行動はどのようなものかがわかるようになります。また、結果を予測して行動できるようになります。それらは自分で選んで行動する下準備となります。大人が一貫した応答をし続けること自体が「枠」となり、子どもの安心感を醸成するのです。

一貫した応答をするためのスキル

子どもの様々な行動に一貫した応答をするためのスキルトレーニングとしては、行動療法をベースとしたペアレントトレーニング等があります。「して欲しい行動」に肯定的注目をすることで望ましい行動を増やし、「して欲しくない行動」には注目を向けないことで望ましくない行動を減らすというものです。ペアレントトレーニングに関する良書は数多く出版されているので参考にしてください。

ペアレントトレーニング自体はとても有効なものですが、習得するためには日々の生活の中でコツコツ努力することが必要です。なので、できることから少しずつ始めることや、ペアレントトレーニングを始めた養育者を支えるシステムが大切です。いきなりうまくはいきませんが、地道に取り組むうちにスキルは身につくものです。そうした中で子どもとの関係性も変化し、養育自体が少し楽に感じるようになることでしょう。支援者や施設の管理者はペアレントトレーニングに取り組む養育者や職員を労ったり励ましたりすることが大切です。

児童養護施設等、複数の職員が対応する職場では、職員間の対応を統一することが必要です。職員の対応がバラバラでは、予測不可能な生活の再現となり、子どもを不安にさせてしまいます。どの大人が対応しても同じ枠組みで物事が進むよう、施設全体で方針や対応策を確認するとよいでしょう。また、シフト制の勤務の場合、子どもとの約束や決めごとは必ず申し送ることが大切です。どの大人も子どもの大事なことを守ろうとしていると知ることで、子どもは安心できるのです。

肯定的な注目を与える

子どもは肯定的な注目を与えられることで、「この行動は正しい」と知り、そうした行動をとれる自分を誇れるようになります。しかし、大人は良い点よりも悪い点に目を向けやすいものなので、意識的に良い点を拾うことが必要です。なかには良い点を見つけるのが苦手な大人もいます。「これくらいやって当たり前」とハードルを高く設定しているのかもしれませんし、「ほめる」という行動にわざとらしさを感じるのかもしれません。また、あまりほめると「調子に乗る」と心配する人もいます。しかし、それは心配し過ぎかもしれません。なぜなら、生きていく中で上手くいくことばかりではなく、失敗したり上手くいかないことは誰にもあるものです。そうした状態を「上手くいかなかったけど、次頑張ろう」と思って乗り越えるためには、「次は上手くいくかもしれない」という希望や「自分ならできるかもしれない」という自信や自分自身への信頼が必要です。そしてこうした自己への信頼は他者からの肯定的な注目を通して育まれるのです。

肯定的な注目とは「ほめる」ことだけではありません。子どもがしていることに大人が気づいているというメッセージをおくることもとても意味があります。髪型を工夫することが好きな子に「あら、今日も素敵ね」とか「それはどうやって編み込んでいるの？」と聞いたり、いつも漫画を読んでいる子に何の漫画かと聞くことも意味があるのです。問題を起こさず大人しい子は、自分からアピールしない分、大人の注目を得にくい面があります。施設等では、申し送りに「あまり名前が出ていない子」にこそ、意識して肯定的な注目を与えましょう。

子どもの中には、肯定的な注目を浴びることに拒否的な子どももいます。他者や世界を信用できていないので、良いことがあっても、その後必ず悪いことがあると思い込み、うかつにほめられることに「のれない」のです。また、自分は悪い子だと思っているので、ほめられることに慣れておらず、違和感を持つ子どももいます。こうした子どもの様子を見て、大人がひるんでしまうこともありますが、なぜそうした態度をとるのか、その背景に思いを巡らせることが大切です。そして、子どもがどんな気持ちになってもそれは構わないことを伝え、でも、自分はそう思っていると伝え続けることが必要です。あきらめずに続けていくと、多くの子どもはほめられることに安心できるようになるものです。

マサミが机を拭いていたので「机ふいてくれたんだね、ありがとう」と職員が言ったところ、「は？　別に……。そうやっておだてたって無駄だよ」と言い返してきました。職員はびっくりしましたが「そう思うんだね。でも、私は机拭いてくれてうれしかったんだ」と言いました。その後もマサミに肯定的な注目を与えると、睨まれたり舌打ちされることもありましたが、職員はドキドキしながらも「いいことはいい」と思って対応しました。そうした対応を一カ月続けたところ、自分から「先生見て、上手く描けたでしょ」と言いに来るようになりました。

限界設定

危険な行動や許しがたい行動には限界設定を設けます。一般的には暴力等の攻撃的な行動や、家族やその場での重要なルールを破った時にペナルティを与えます。限界設定の設け方や詳細については成書を参考にしてください。

大事なことは、何に対してどんなペナルティがあるのか、事前に子どもと確認しておくことです。そして、ペナルティになりそうな時は警告を与えること、ペナルティが必要な事態になったらすでに決めてある通り実施することです。その際、大人は穏やかに対応することが大切です。ペナルティを与える事態は、大人も感情が高ぶりやすいので、しっかり感情管理をしたうえでペナルティを伝えます。ペナルティはそれ自体が「罰」の意味を持つので、それ以上説教することはしません。しかし、何度も繰り返したり、重大なルール違反の場合は、落ち着いている時に

「今後どうしたらうまくやれるか」を子どもと一緒に考えることが必要です。

ルーティンと儀式

これまで繰り返し述べているように、予測可能な生活は安心感を醸成します。ルーティン（習慣）はそうした予測可能な生活の大きな柱となります。毎日何時頃起きて、学校に行くまでどのような準備をして、帰宅後おやつを何時ごろ食べ、食事をする前に「いただきます」を言い、お風呂に入って、絵本を読んで就寝する。こうした一連の流れが毎日同じテンポで繰り返されること、それ自体が安定をもたらすのです。旅行や行事が楽しく感じられるのは、そうした日々のルーティンと異なる動きをし、予測不可能を楽しんでいる面があるからです。そして、これを楽しめるのは、日々安定したルーティンの下で生活しているからです。

もしいつ自分に危害が加えられるかわからず、いつご飯をもらえるのかわからない、寝る時間もバラバラな生活を送っていたら、自分の身を守ることに集中せねばならず、日々の生活を楽しむことはできません。子どもは安定した生活の中で、ようやく本来の発達に向かえるようになるのです。少々退屈でありきたりな、でも怖いことが起こらない日々が、子どもの成長を支えます。今まで過酷な環境を生き抜いてきた子どもが、「ひま！（だから相手をしてよ）」と大人に言えるようになったら、それは安心できているサインかもしれません。危険な環境では「ひま」を感じることは、自分の身を危険にさらすことだったのですから。

行事は、そうした単調な、でも安全な日々の生活に刺激を与え、未来を楽しみに待ったり、ちょっとした目印になるものです。行事を楽しみにして準備したり、去年の行事の時期を思い出して変化を感じたり、変わらない安心感があると知ること。そのことが子どもの成長を支えます。しかし、家庭内でひどい虐待を受けてきた子どもの中には、行事自体が過去の経験を思い出すきっかけになったり、自分を価値のない人間だと思い込んでいるがゆえに自分が祝福されるような場面に拒否的になってしまう子もいます。こうした行動は、大人にネガティブな感情を引き起こしやすいものですが、子どもがなぜそうした行動をとるのか理解しようとすることが大切です。

ルーティンの設定で気をつけること

ルーティンがあることは大切ですが、子ども個人のニーズを無視してルーティンやルールを守らせることに力点が置かれ過ぎると、子どもと大人との間で衝突が起きやすくなり混乱します。特に多数の子どもと生活を共にする場では、集団の安定のためにルールは必要ながら、それを守る守らないの争いにならないよう、可能な範囲で子どものニーズに見合った方法を模索することが求められます。また、その日の予定やルーティンが変わると子どもは不安になるので、変更がある場合は早めに子どもに知らせることが大切です。事前に知ることで子どもも心の準備ができるのです。

アンカーポイント[4]

大きなルールではないけれど、その場において最低限守るべき約束事をアンカーポイントといいます。それは「食事の前に手を洗う」、「使ったおもちゃを片付ける」といったものです。子どもたちは暴力や飛び出し等の大きなルール違反は早々にはせず、最初にこうしたアンカーポイントを破ろうとするものです。こういう時は、大抵、子どもが大人に自分の気持ちに気づいて欲しい時なのです。ですから「最近大変なことはなかったか」、「困っていることはないか」など、大人側から子どもに話を聞き、気持ちを確認するとよいでしょう。そうすることで、子どもは自分の気持ちに大人が気づいてくれたり、一緒に気持ちをおさめる体験を積むことができ、大きなルール違反の予防にもつながります。

第12章　ARCを生活の中に組み込む②――自己調整

前述の第一段階アタッチメントの積み木を、養育者との間で取り組むなかで、ようやく自分の感情や行動を安全で効果的に表現できる体験を積み重ねられます。その積み重ねを通して、この第二段階自己調整では、子どもが自分をコントロールする力をつけることを支えます。わけがわからず、その場限りの対処をしていた子どもが、自分の内的な体験に気づき自分で自分を調整する過程は主体性の回復に大きく寄与します。TF－CBTやEMDR等のトラウマ治療もこれらの土台があってこそ活きるものと考えられます。

自己調整とは自分の内的な状態（気持ち、身体の感覚、考えなど）に気づいて、それらを調整するために行動することです。子どもが小さければ小さいほど、調整は外部からなされます。たとえば、赤ちゃんが泣いたら、大人はあやしたり、オムツを変えたり、ミルクをあげることで不快を調整します。イヤイヤ期の子どもであれば、「ダメなことはダメ」と規律を伝えながらも「欲しかったんだね」「怒ってるんだね」などと子どもの気持ちに名前をつけたり、なだめたりしながら自己調整を促していきます。そして児童期、思春期と進むに従い、徐々に自分の力で調整できるようになります。

しかし、幼い頃から虐待を受け大人に調整してもらう機会が少なかった子どもは、自分なりのやり方で調整するしかありませんでした。そのやり方は目的を持ったまとまったものではなく、効果的でもありません。たとえば自分が拒絶される不安を回避するために自ら周囲の人に攻撃的な対応をしたり、過去の出来事を思い出して苦しくなる時はわざと大声を出して頭に何も浮かばないようにするなど、周囲から見ると「問題行動」と捉えられがちなことをしてしまいます。この自己調整の領域では、**「感情の認識」**、**「調整」**、**「感情表現」**の三つが治療目標の積み木です。

感情の認識

幼い子が転んで泣いている時、大人は「転んで痛かったね、嫌だったね」と声をかけ、転んだところをさすったり、「痛いの痛いの飛んでいけ！」をしてネガティブな感情を調整するものです。子どもはこうした体験を積み重ねるなかで、ある感情とその感情を表す言葉を結び付け、自分がその感情になった時に言葉で言い表せるようになります。また人に自分の感情を伝えることで感情をおさめてもらったり、一緒にその気持ちを分かち合うことができるのです。感情を表す言葉は年齢とともにさらに細かく分化し、より細やかに自分の内的状態に気づいたり、他者と自分の感情を使ってやりとりできるようになります。感情を表せるようになることで、混沌とした感情の渦から一歩抜け出し、それをコントロールすることができるのです。

しかし、大人との情緒的なやりとりを経験しづらかった子どもは、自分の感情を言い表す言葉が少なくなりがちです。ただただネガティブな感情に圧倒され、その渦の中でどうしたらよいのかわからずもがいているのです。なんとかしようと子どもなりに対処した方法が「ウザイ」や「死ね」といった暴言、暴れる、ひきこもるなどの行動です。何かを感じることが怖くて、何も感じないようにしたり解離する子どももいます。自分の中にある、得体のしれない、モヤモヤした居心地の悪い感覚が暴発するのを恐れていることもあります。

また、こうした子どもはよく大人から「人の気持ちを考えない子」と思われがちです。しかし、人の気持ち以前に自分の気持ちをつかむのが難しいのですから、そうなるのも当然です。「他人のことを考えなさい」と抽象的に指導してもあまり効果はありませんし、SST（ソーシャルスキルトレーニング）などで形式を覚えても日常生活の中に般化するのが難しくなりがちです。人のことを考える前に、自分の気持ちをどの程度つかめているのか確認することが大切なのです。

多くの人は自分の気持ちに名前がついていることは当たり前過ぎて、意識することはなかったでしょう。しかし、気持ちに名前をつける経験が乏しかった子どもたちに対しては、生活の中で意識して感情のやりとりをすることが求められます。他者との情緒的な交流は、人への信頼の礎となります。他人の気持ちがわかるためには、自分の気持ちに気づき、他者の存在も認識し、興味を持つことがまず必要なのです。

子どもの気持ちに名前をつける

子どもと生活をともにしていると、子どもの感情が揺れ動く場面に多く立ち会うことでしょう。その時に自然に子どもの気持ちに名前をつけて、伝え返しましょう。気持ちに名前をつける場面は特別なものではなく、日常のそこかしこで行われるものです。たとえば、子どもがトランプに負けそうでイライラし始めた時「ちょっとイライラしてるように見えるけど……」と伝えたり、一緒に公園で遊んでいて楽しい時間を過ごしている時に「ブランコ乗って楽しいね」と言うなどです。

ネガティブな気持ちにさいなまれやすい子どもたちですが、楽しい時間も持っています。ポジティブな気持ちにも積極的に名前をつけていきましょう。また、「今日はどんな気分？」と聞いて、一緒に気持ちを共有することも有効です。その時に、大人も自分の気持ちを伝えると、他人も気持ちを持っていることを知ったり、他者と情緒的な交流をする楽しみや安心感も芽生え始めます。

気持ちに名前をつける時は、身体感覚（「うつむいて、元気がないように見えるけど……」）、考え（「ゲームに負けそうって思ったらイライラするよね」）、行動（「漫画を借りられなくて悲しくなったんだね」）と結びつけて伝えると物事の因果関係を知ったり、自分の感情は様々なこととつながっていることがわかります。

「感情を持つことは自然なこと」というメッセージを子どもたちに伝えることも大切です。ネガティブであれポジティブであれ、どんな気持ちを持ってもよいこと、そういう気持ちになるのは自然なことだと伝えられるとよいでしょう。

他人の気持ちを伝える

自分の気持ちを表す言葉を少しずつ身につけてきた子どもには「あの子、あの時どんな気分だったんだろう」と聞いてみたり、「多分ゲームに負けて悔しかったんだと思うよ」と気持ちを代弁してみましょう。他者にも感情があることを知ることは、「人の気持ちを考える」一歩となります。大人が自分の気持ちを子どもに伝えるのもよいでしょう。そして、楽しい活動の場面で「楽しい」、「うれしい」を伝えて感情を分かち合ったり、子どもがネガティブな気分になっている時に「それはがっかりするよね」と大人もトーンと落として波長合わせしていくことも大切なことです。

子どもの感情の変化に気づく

子どもがどんな時に感情が変わりやすいか大人がよく観察することは、感情コントロールの一助になります。どんな時にどんな感情が喚起されやすく、その感情の変化をどういったサインで知ることができるかを確認しましょう。サインは表情や体の動きといった身体的なものから、発言や行動で示される場合もあります。早い段階で介入できると、感情の調整も比較的しやすいものです。細やかに観察することが必要です。

気持ちの心理教育

適切な時期に、子どもとの個別の面接場面で気持ちについての心理教育や、トラウマ反応とトリガーについて話し合うとよいでしょう。そして、生活場面でどんな時にどんな感情が引き起こされやすいのかを確認していきます。気持ちの心理教育やワークのためのツールはたくさん存在するので、そうしたものを用いるのもよいでしょう。ただし、その子どもに合わせたオーダーメイドの内容を意識しましょう。

調　整

ドラマで、主人公が職場で嫌なことがあった後に屋上で一人缶コーヒーを飲んだり、ぼんやりしているシーンを見たことがあるでしょう。これは職場で湧き上がったネガティブ感情やドキドキしたり胃がキュッとするような身体的な興奮を鎮めて落ち着くためにとっている行動と感じます。

大人は自然に自分を調整する手段をとっているのです。一方、小さな子どもは苦痛を感じた時、養育者にその苦痛を調整してもらいます。湧き上がったネガティブ感情（小さい子どもの場合、感情の名前はまだついていません）や生理的な不快感を、大人に身体的、感覚的に調整してもらい、平穏な状態を取り戻している、すなわち「耐性の窓」に覚醒レベルが戻されるのです。こうした経験を積み重ねて、徐々に自分で自分をなだめるスキルを発達させていきます。

しかし、大人に適切にかかわってもらえない子どもは自分なりに対処するしかありません。さらに、トラウマ体験となるようなひどいストレスを受けた場合、より強く圧倒される感情や生理的な体験にさらされるのです。

こうした状態に対処するために、子どもは何も感じないように感情を抑圧したり（「別に……なんでもない」）、感情を喚起させるような場面を回避したり（人と関わる場面を避けて、隅っこで漫画を読んでいる）、ボーっと空想にふけることがあります。こうした子どもは静かに過ごし目立たないので、大人からは感情をシャットダウンしていると気づかれにくいものです。

反対に高まり過ぎた状態をコントロールするために落ち着きなく動いたり（ジャンプする、走り回る）、テンション高く大声を出したり、時に誰かを攻撃する子もいます。このような行動は目立つため、注意されやすくなります。注意されるとさらに不快感情や生理的な不快感も高まり悪循環になってしまいます。思春期の子どもでは、強烈で圧倒される内的体験を一時的にでも凌ぐために、自傷や飲酒をする場合もあります。

調整は高すぎたり低すぎたりする覚醒レベルをちょうど良いレベルに移行させるものです。そのためにはまず、自分の覚醒レベルに気づき（「テンション高くなってるな」、「元気が出ないなあ」）、身体や感情と覚醒レベルのつながりを知り（「喧嘩してイライラしてるから落ち着かない」）、覚醒レベルを調整するための方法（「深呼吸をすると体の力が抜ける」）をとれるようになることが必要です。大人は「ちょうどよい」覚醒レベルを見つけたり、状態に気づくヒントを与えたり、一緒に調整に取り組むことが求められます。

子どもが独自に行っているパターンを見つけよう

子どもが自分の状態を調整するために、独自にしている行動を見つけましょう。それは大人には問題と思われるものかもしれません。しかし、子どもなりに、おそらく偶然見つけた最善の方法で自分をコントロールしようとしているのです。その「なんとかしたい」という気持ちを大事にしながら、どんな時にその行動になるのか子どもと一緒に考えたり、よく観察して、自分でコントロールする手段を増やしていきましょう。

マサシは時々ふらっと教室からいなくなり、廊下の隅にあるロッカーの中に入ってしばらく出てきません。先生が出てくるよう言っても「あっち行け！」と中から怒鳴り、ドンドンと足踏みする音が聞こえます。どうしてその場所にいるのか聞いても答えてくれません。先生が扉を開けて外に出そうとするとパニックになり、もっと激しく泣き叫びます。

そこで、スクールカウンセラーがマサシの行動を観察したところ、教室から飛び出す時はとても困惑した表情をしており、算数の時間にそうなることが多いようでした。マサシが落ち着いている時、「ロッカーの中にいるとどんな感じなのかなあ」と聞くと「あそこはいいよ。暗くて静かだし」と答えました。苦手な算数で問題がわからなくなるとイライラしたり、自分だけわからないのではないかという焦りや不安、怒られるのではないかという恐怖心がわくようでした。そうしたネガティブな感情をおさめて落ち着くためにロッカーの中に入っていたのです。

カウンセラーはそのことを担任に話し、落ち着きたくなった時はサインを出して退室することにしました。また、教室内でもできそうな調整の方法をマサシと一緒に試すことにしました。

自分に合う「調整」の種類を見つける

自分の感情や生理的な状態に気づけたら、その状態を自分にとって心地よいレベルに、エネルギーを上げたり下げたりして調整します。深呼吸をしたり、柔らかいものを触ったり、好きな場所をイメージする方法があります。ブランコにゆっくり乗ったり、ハンカチにアロマオイルを一滴たらして匂いを嗅ぐと落ち着く子どももいます。ジャンプしたり、バランスボールに腰かけてピョンピョンはねていると興奮がおさまる場合もあります。調整の種類は様々で、その子どもにぴったり合った方法を見つけることが大切です。

段階を踏んで子どもの感情調整をサポートする

子どもが落ち着けなかったり、イライラして大人の指示を聞けないくらい感情調整に苦労している時は、まず、子ども自身で調整できるようサポートしましょう。

大人は、子どもは当然自分の状態をわかっているはずだと思いがちです。しかし、感情調整の練習を始めたばかりの頃は自分の内的な感情や身体の状態に気づけないことも多いので、大人が外から見てわかる子どもの内的な状態を言葉で伝えることが必要です（「ずっとフードを被ってて、元気がない感じだね」、「さっきからチクチク言葉を使ってて、イライラしているように見えるよ」）。その次に、個別面接やグループ活動で練習した調整の方法を提案してみるとよいでしょう（「昨日練習した深呼吸をしてみようか」）。

もちろん、子どもが調整の方法に取り組んだ時は肯定的な注目を与えます（「自分からお部屋に行って落ち着くなんてすごいなあ！」）。子どもが取り組んだことに対する肯定的な評価がないと、子どもはそれが正しいのかわからず、せっかく身につき始めた調整の行動が消えてしまいます。子どもの行動に対するフィードバックは必ず行うようにしましょう。

子どもが調整に取り組めるようサポートしてもなかなか落ち着かず、危険な行動になりかねない時は限界設定やペナルティを提示します。

大人が子どもの状態の変化に早めに気づき、声かけなどの介入ができると、子どもは自分で調整して大きなトラブルに至ることなく過ごせます。そして、そうした行動が自分で自分をコントロールできたという自信につながります。

日常生活の中に「調整」を組み込む

生活の中には「調整」できる要素が自然に盛り込まれています。たとえば、寝る前に興奮するような遊びは避けたり、ふわふわしたぬいぐるみがお部屋に置いてあっていつでも触れる状態だったりします。こうした自然に為されていることを、意図的に組み込むことで調整できるチャンスがたくさん生じます。クールダウン用の部屋にふわふわしたものや手触りのいいものを置いておくのもよいでしょう。いろいろな種類のスクイーズを箱に入れておき、いつでも触れるようにしておくと子どもたちは自分自身で調整できます。

感情表現

虐待によるトラウマを抱えた子どもの中には、自分の感情を言葉で伝えることが苦手な子どもがたくさんいます。今まで自分の感情を伝え返してもらった経験が少ないために自分の気持ちに名前がついていない子どももいれば、自分のことを話しても誰も興味はないだろう（自分には他者に話を聞いてもらうだけの価値がない）とあきらめている子どももいます。また、悲しみや怒り、さびしさなどのネガティブな感情を他者に伝えることは、相手に自分の弱みを見せることになると思っている子どももいます。こうした子どもは自分の感情を抑圧したり隠しているので一見問題なく見えますが、一人でネガティブな感情を抱え、一層辛い感情体験をしているのです。

自分の感情を他者に伝えて、気持ちを分かち合う、そして場合によってはその気持ちをおさめてもらうためには他者への信頼が欠かせません。SSTは子どもの表現スキルを上達させることができますが、子ども自身が「相手に伝えよう」という気持ちになるためにも前提としてARCの枠組みの第一段階アタッチメントの積み木は欠かせないのです。

「間違った気持ち」はない

誰しも日常生活の中でネガティブな気持ちになる出来事に遭遇しますが、その気持ちをないものにしようとすると無理が出ます。その無理が身体症状として表れる人もいれば、暴力や何かに依存する形で表れる場合もあります。様々な不適応行動の中には、こうした抑圧されたネガティブ感情が形を変えたものもあります。

トラウマを抱える子どもの中には、ネガティブな感情を持つこと自体が自分を弱く感じさせたり、誰かにつけ込まれるのではないかと不安になる子どもがいます。大人でもネガティブな感情を抱えることが苦手な人は、「そんなことで泣くんじゃない」とか「たいしたことない、忘れなさい」等と感情を切り離す言葉をかけがちです。しかし、こうした言葉は子どもに「ネガティブな感情を持ってはいけない」、「ネガティブな感情はダメなものだ」という間違ったメッセージを与えてしまいます。

「そのような体験をしたら、そうした気持ちになるのは当然だ」と自身の感情をノーマライズされる経験や、ネガティブな感情を表現しても「被害にあわない」経験、自分の感情を理解してもらう経験を積み重ねることで、少しずつ子どもたちは自分の感情を持っても良いと思い始めます。

境界線（バウンダリー）

自分の感情を誰とも分かち合おうとしない子どもがいる一方で、フラッシュバックや過覚醒の影響から自分のことを話し過ぎる子どももいます。抱えきれない苦痛をなんとかしようとする対処手段なのですが、時と場所、人を選ばず、話の内容も量もコントロールされていない状態では、相手も驚き少し距離をとられてしまうかもしれません。分かち合おうとした行為が、逆に相手との間に溝を作ることになり、さらに他者への不信感を強めて孤立感を抱くようになってしまいます。こうした場合、まずは高まった状態を調整する方法を身につけるとともに、境界線について心理教育することが必要です。

境界線の概念は、虐待により境界線を壊されて育ってきた子どもにとってとても重要なものです。暴力や性的虐待は相手との身体的な境界線を越えたものです。子どもが親の不安や悩みを聞いたり、「親の面倒を見る」など大人役割を担わされてきた場合、大人と子どもの間の境界線が壊されていることになります。また、ネグレクトで育った子どもの中には、食器や衣服、布団などが自分の物と固定されておらず、きょうだい間や家族内で共有している場合があります。こうした体験を積み重ねると、自分と他者の境界線が曖昧になります。時折、施設等で他人のものを許可なく使いトラブルになる子どもがいますが、背景にこうした境界線の乏しさがあることは多いです。

境界線がないと、他者との間でトラブルを招いたり、再び何らかの被害にあうリスクを高めてしまいます。また、境界線がないと自己感を育てる土台が育ちません。自分という身体的、心理的な輪郭がくっきりあることで、他人とも上手く付き合えるようになるのです。

タクヤは他の子の物を勝手に使ってトラブルになることがしょっちゅうです。他の子のゲームや鉛筆を断りもせず自分の部屋で使うので、施設内で浮き気味になっています。職員がその都度勝手に人の物を使わないよう注意しても、すぐに同じことを繰り返します。担当職員はタクヤに盗癖があるのではないかと心配していますが、外で盗むことはありません。そこで、タクヤの持ち物に「タクヤ」と名前を書いたり、箸や茶わん、洋服などの日用品をタクヤと一緒に買いに行って、自分の物を本人に選んでもらいました。自分の物に名前を書いたり、「ここはタクヤの席ね」と食事の席を決めたりすることを積み重ね、同時に人に物を借りる時の話し方を個別面接の中で練習しました。そして、徐々にタクヤが人の物を勝手に使うことは減っていきました。

感情表現の様々な方法を見つけよう

大人は子どもに言葉で思いや感情を表現してもらうことを求めがちですが、言語能力の問題や他者に伝えることの恐怖などから、必ずしも言葉で表現できるわけではありません。最初に大事なのは、言葉でなくてもいいから、自分の気持ちを他者に伝えても「怖いことが起こらない」、「気持ちが少しでも落ち着く」、「より楽しい気持ちになる」体験を積むことです。表現の手段は、子どもがやりやすいもので良いのです。たとえば、イライラしている時に「イライラしている」と書かれたカードを大人に見せたり、部屋に一人でこもりたい気分の時に部屋のドアにマグネットでそれを表示することもできるでしょう。まずは、相手に自分の感情を伝えても大丈夫と思えるようになること、その次に言葉での伝え方を身につけていけばよいでしょう。

第13章　ＡＲＣを生活の中に組み込む③——能力、統合

アタッチメント、自己調整の領域の積み木を重ねてようやく、その子どもの発達段階に即した課題にリソースを割くことができます。様々な活動に参加し成功体験を積み重ねることで、また次の発達段階に挑戦できるのです。何か行動することによって、自分に誇りを持てるようになることがここではとても大切です。

身体的な能力、認知、感情、対人関係などの能力の発達と、将来的な回復力（レジリエンシー）には関連があります。子どもが勉強、運動、対人関係、遊びや趣味など様々な分野で成功体験を積み重ねられるよう支援することが必要です。また、自分の得意なものや興味のあるもの、好きなものを見つけて「自分」を形作っていくことも大切なことです。

第三段階の能力には**「司令塔機能」**と**「自己とアイデンティティ」**の二つの積み木があります。今までのトラウマの影響による「反応的」な行動から、意識して「選択して」行動できるよう支援するものです。そして、自分で考えて行動する中で、自分らしさやアイデンティティ形成の礎

を作っていきます。

司令塔（前頭葉）機能を強化する

脳の前頭葉は問題を解決したり、複雑なやり方で思考する際に機能しています。目標を立て、その筋道を考え、実行する、そうした高度な作業を担っているのです（第6章参照）。一方、大脳辺縁系は生きるために危険を見極め、身を守る大事な機能を有しています。度重なる虐待を受けてきた子どもは生き残るために大脳辺縁系が活性化され過度に発達し、前頭葉の発達は遅れると言われています。常に危険がないか見極めなければならない状況ではそれは当然と言えますが、危険ではない状況になっても、発達した大脳辺縁系を前頭葉が抑制できないでいることが問題となります。つまり、落ち着いて考えて行動すべき場面や内容でも、反射的に行動してしまい、対人関係や日常生活の中での失敗に結びつきやすいのです。そのため、「反応ではなく選択する」ことを意識して取り入れていく必要があります。

この段階では「感情の認識」、「調整」、「感情表現」といった今まで積み重ねてきた積み木が重要な役割を果たします。さらに、アタッチメント対象（養育者など）がこうした子どもの「選択」する行動の過程を支えるのです。アタッチメント、自己調整の土台があってこそ、ようやく生き残るための脳（大脳辺縁系）を制して、考えて選択する脳（前頭葉）が機能を発揮するのです。

問題解決

　ある問題を解決する時に、あまり考えずに反射的に行動すると上手くいかないでしょう。しかし先述のとおり、トラウマを抱える子どもは状況や場に依存してパッと行動しがちです。たとえば、先生が大きな声を出した時に「怒られる」と思って教室を飛び出してしまうことがあります。この場合、先生の大きな声で心臓がドキドキしたり「怒られる」と思ってしまう自分のパターン（トラウマ反応）に気づき（「感情の認識」）、深呼吸など自分が身につけている方法で感情を調整し（「調整」）、解決策を立て（先生が大声を出した理由を観察する、「トイレに行く」と言って教室を離れてクールダウンするなど）、実行して評価し、必要なら見直すことが問題解決の流れになります。

　もちろん一連の問題解決の流れを子どもが一人でスムースに行えるまでには時間を要します。通常は無意識に行われている問題解決のステップを、日常生活のあらゆる場面で意識して取り組んでみるとよいでしょう。たとえば、子どもが混乱してどうしていいかわからない状態にいる時に、調整の手法を使って落ち着かせてから、様々な選択肢を一緒に考えることもできます。大事なのは立ち止まって考えられ、そして自分で選べるということを子どもが体感することです。そのために養育者は子どもと伴走しながら、最初は問題解決のステップを少しだけガイドする役割を果たすとよいでしょう。

他の子どもを叩いてカウンセラーと面接することになったユウイチは、「あいつが悪い！」ととても怒っています。「すごく怒ってるみたいね」とカウンセラーは声をかけ、少し落ち着こうと今まで練習していた深呼吸をしました。ユウイチがトーンダウンしたところで、何があったかを尋ねていきます。相手を叩く前にあった出来事、叩いた後に起きたことを紙に書き、「なるほど、ここで叩くことを選んだのね。その結果、タイムアウトになったんだ。それじゃあ、叩く以外の方法がないか一緒に考えてみよう」と別の選択肢を二人で考えて紙に書きだしました。

他にも選択肢がある、そして、自分は選択することができると子どもが思えるよう、何度も繰り返し練習することが必要です。

選択すること

トラウマ体験は自分ではどうすることもできない主体性を奪われる体験でした。一方「選択」は、自分の考えに基づいて自分で選ぶ行動です。自分で選べなかった、そして選べるとは思えていない子どもたちにとって、自ら行動を選択することは主体性を育むよい機会となるでしょう。

トラウマを抱える子どもの中には、選べない子どもも数多くいます。自分が何を感じているか、考えているか、自分の心にアクセスするのが怖い子もいますし、何も感じない、考えないようにして身を守ってきた子どももいます。そうした子どもには日ごろから選択の機会を設け、自分が何を欲しているか、自分で自分の心にアクセスするチャンスをたくさん作りましょう。選択の機会は、「ラーメンにするか、スパゲッティにするか」とか「自動販売機でどのジュースを飲むか」など些細なもので良いのです。たくさん選択肢があると決めにくいので、最初は二つか、せいぜい三つの少ない選択肢がよいでしょう。

自己の発達とアイデンティティ

「自分はこういう子なんだ」という自分らしさの感覚は、自分の嗜好(「明るい色が好き」、「音楽を聴くのが趣味」……)や特徴(利き腕、背が高い、緊張しやすい……)といった自分で感じるものだけでなく、他者から指摘されたり、様々な体験の積み重ねがその形成に大きく影響します。たとえば、「足が速いね」とほめられる体験を繰り返すことで「自分の特技は走ること」と思うようになったり、「小さい子に優しいね」と言われて自分の長所を知り、将来の職業について思いを馳せるかもしれません。また、学校で「飼育係」や「班長」などなんらかの役割を担うことを通して、「自分は動物が好きかもしれない」と自分の新たな一面や自分でも気づいていなかった側面に目を向けられるようになるかもしれません。

さらに、身近な大人に「大きくなったねえ」と声をかけられたり、自分では覚えていない小さい頃の話をされると、気恥ずかしさとともに、自分が成長していることやそれを見守る大人がいると知るのです。こうした体験を積み重ねる中で、肯定的な自己イメージやアイデンティティ形成の礎が作られていきます。

一方、小さい頃から大人に暴言暴力を受けてきた子どもは、「お前はバカだ」、「役立たず」など大人から言われた言葉を内在化していきます。そして、自分はバカで、誰からも好かれていない、何をやってもうまくいかないというネガティブな自己像を作り上げがちです。

さらに、生活の場や養育者が度々変わったり、職員の入れ替わりが激しい施設で生活していると、自分の幼い頃を知っている人が少なくなってしまいます。それは自分の時間的な軸を支える大人がいないことを意味します。そうなると一本の軸のうえで自分の過去、現在、未来をつないでいくことが難しくなり、断片的な記憶がただあるだけになってしまいます。解離症状のある子どもでは、特にそうした傾向が強まります。自分の様々な面や過去、現在をまとめられないと、思春期のアイデンティティ形成の時期に大きな混乱をもたらしかねません。それゆえ、子どもがまとまりをもった一人の人間として自己を作り上げていく作業に取り組むことは大切なのです。

トラウマを抱えた子どもに特技や長所、好きなものを聞くと「ない」とか「わからない」と答えることがしばしばあります。自信を失っていたり、自分について考える余裕がなかった子どももいます。自分よりも他人の意向を優先しがちで、自分が本当は何を欲しているのかわからなくなっている場合もあります。しかし、安心できる生活の中で養育者から肯定的な声をかけられたり、成功体験を積み重ねる中で少しずつ変わっていくことを経験します。

子どもに長所や変化を伝えよう

生活の中でも面接場面でも、その子どもについて気づいたことをポジティブに伝えてみましょう。たとえば、「いつも部屋をきれいにしているね。きれい好きなんだね。いいなあ」とか、「ごはんを食べる時の姿勢がいいね」など些細なことでも伝えると子どもは自分で気づいていなかった長所や特徴を知ることができます。また、その変化は自身では気づきにくいものなので、以前と比べて成長しているところは積極的に伝えるとよいでしょう。それが自信につながり、できなかった過去の自分と現在の自分を一直線上でつなげることができます。

長所を見つけてほめるだけでなく、子ども自身も気づいていない努力している点を認めて伝えること（是認）で、自分の一面を知ることがあります。たとえば、「毎日、ちゃんと鉛筆をけずっているんだね。しっかり準備していてえらいなあ」と伝えることで、自分は事前に準備をしっかりするタイプなんだと知ることができます。

さらに、こうした時、少しだけ未来も伝えると、子どもも今の自分がどう将来につながっていくかイメージしやすくなります。「すごく手先が器用なんだね。もしかしたら手芸をやってみると好きになるかもしれないね」と話すことで、興味の幅を広げるチャンスがうまれます。今の長所と将来の職業適性を結び付けると、子どももけっこう興味深く聞いてくれたりします。

ライフストーリーワーク

子どもが生い立ちや家族のことを整理しながら行う、過去—現在—未来をつなぐライフストーリーワークは、子どものアイデンティティ形成に大いに役立つことでしょう。ライフストーリーワークに関する良書が多数出版されているので、詳細は成書をご参照ください。

ライフストーリーワークをすすめる時、ただ個別面接の中でだけ扱うというよりも、日々の生活の中で「大きくなったね」と声をかけられたり、自分の変化を伝えてもらう雰囲気があることが重要に感じます。そうした土台があってこそ、ライフストーリーワークの意味合いや効果が深まることでしょう。

トラウマ体験の統合

ARCの枠組みにおけるトラウマを抱える子どもたちの治療は、第一、第二、第三段階と進んだ最後に**トラウマ体験の統合**があります。それは内的・外的なリソースを活かして過去の体験による影響を処理し、今ここでの自分の考えに基づいた行動を選択できるようになることです。つまり、過去の体験の影響から「反射的」に行動してしまうのではなく、そうした影響に気づいて対処し、考えて「選択的」に行動できるようになることを目指します。

「トラウマ治療」と言うと、心の中にある「トラウマ」を取り出す「外科手術」のようなイメージをもたれることがあります。しかし、トラウマ体験をそうやって取り出し、なかったことにすることはできません。トラウマ体験の統合とは、そうした自分の経験を抱えながらも、今の自分の生活を主体的に目的をもって送ることができることを指しています。

個別面接の中で過去の体験とその体験への子どもの適応の役割を確認したり、治療者とともに過去の体験を探索すると同時に、こうした探索が面接室を越えて生活の中で活かされ、「今ここ」に十分集中できて自分の力を伸ばしたり、自分の思うように振る舞えるようサポートすることが養育者には求められます。そして、最初は養育者や安心できる養育システムに手助けしてもらいながらトラウマ反応への気づきや対処を行い、時間をかけて少しずつ子どもが自分で反応に気づいて対処できるようになることが大切なのです。

ペリー[1]が言うように「回復のために最も大切な要素は、時間と忍耐、それから、反復、反復、反復！」です[2]。ＡＲＣの積み木はその一つ一つがトラウマ治療の大事な要素です。個別面接はもちろん、生活の中でもその一つ一つにコツコツ取り組むことがトラウマ体験を統合する過程になるのです。

第14章　親子グループによるＡＲＣの枠組みの実践

筆者（伊東）が経験してきた児童相談所の親子グループを例にとり、トラウマインフォームドケア、ＡＲＣの枠組みの治療目標はどう反映されているかを考えてみます。この親子グループは、家族再統合支援事業として二〇〇二年から始まりました[1]。これは重い虐待を受け家から離された子どもが、一定の期間を経て家庭復帰を目指すにあたり、その準備やアセスメントとして行われるプログラムです。開始当初、まだ確立した再統合支援のやり方は周囲に見当たらず、東京都児童相談センター（以下センター）が試行錯誤しながら、効果的と考えられたやり方を積み上げてきたものです。

振り返れば、結果としてトラウマインフォームドケア、ＡＲＣの枠組みの考え方が底流にあることがわかります。経験からこのグループの効果を認識してきましたが、これらの理論を踏まえると、実施してきたことの意義が整理されたと感じます。それぞれの支援がＡＲＣの積み木のどれに相当するかを併記しました。

親子グループの概要

親子グループ：愛称「おたまじゃくし」。図14―1参照

対象：地域児相から依頼された児童養護施設に入所している五歳〜小四までの子どもとその親、最大八組。交流がある程度進み、家庭復帰を目指している親子。施設措置に至った原因、すなわち虐待やネグレクトについて、親の課題理解が進み子どもへの接し方を改善しようとの意欲があり、現在子どもは親を怖がっていない。

スタッフ：センターの再統合支援事業担当職員（児童心理司、児童福祉司、医師：以下内部スタッフ）、地域児相の若手児童心理司、非常勤のレクリエーションや造形の専門家、精神科医、臨床心理士、ボランティアの心理系大学院生などがいる。

実施方法：センターにおいて、土曜日午後の二時間半、月二回で全一〇回行う。

毎回、一時間の親子活動の後、親グループ、子どもグループに分かれて一時間半を過ごす。

○親子活動では、創作（名札作り、コラージュ、折り染め、「等身大の自分つくり」など）、簡単な調理（クッキー、パンケーキなど）、ゲームなどを行う。

○親グループでは、ペアレントトレーニング六〜七回が中心で、自由な話し合いやマインドフルネスヨーガの回もある。

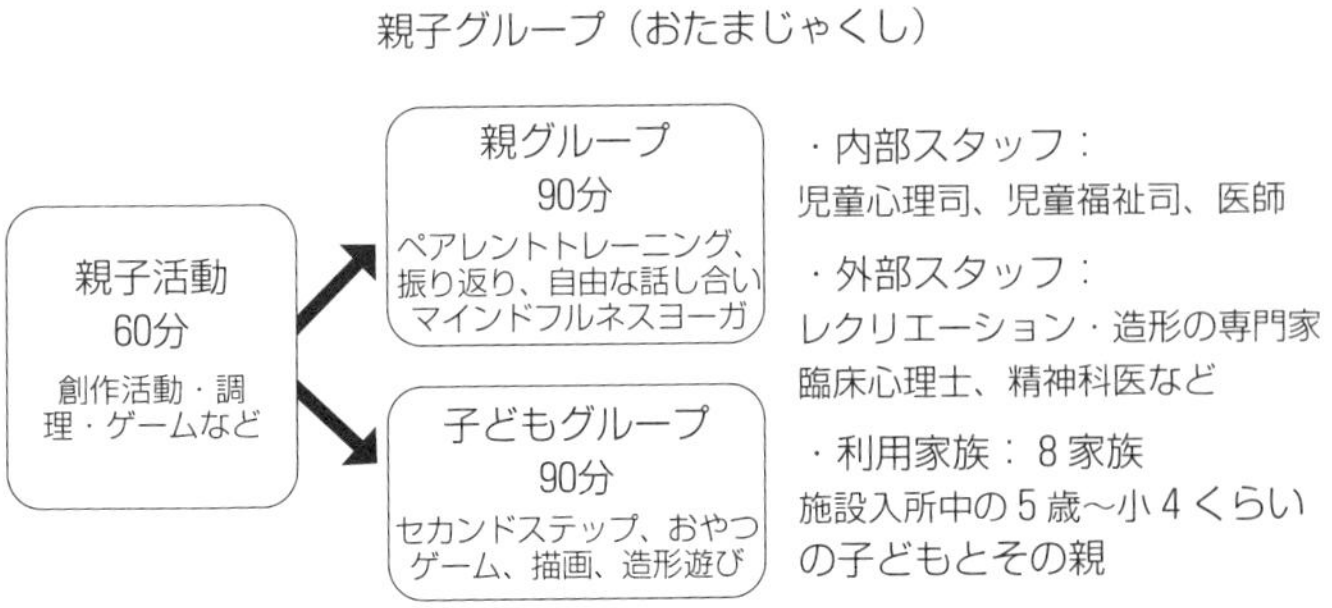

図14-1　親子グループおたまじゃくしの概観

○子どもグループではセカンドステップ[注1 2]の時間があり、おやつを経て造形、ゲーム、身体を動かす遊びなどを行う。
○修了式は最終回にあり、出し物と茶菓を楽しみ、修了証が授与される。出し物として子どもグループの「おおきなかぶ」の寸劇、親グループの「子どもへの手紙」、スタッフによる手遊び歌とパネルシアターがある。参加者が皆で互いの努力をたたえ合う会となっている。

導　入

参加する親子はほぼ全員、何らかのトラウマ体験者です。人から傷つけられた経験があると、人との関係の取り方に敏感になるため、十分な配慮が必要となります。このプログラムが成功するかどうかは、どれだけ参加者に安心と感じてもらえるような場を作れるかにかかっていると言っても過言ではありません。親子に馴染んでもらえるよう、可能な限り調整していきます（「エンゲージメント」）。

児童相談所からの依頼

子どもを施設に預けている親は、親としての自信を失っていたり、グループ活動が苦手だったり、日々の生活で精一杯のことも多く、子どもが家庭復帰する準備としてのプログラム参加の促しには基本消極的です。しかし不安や疑問があっても、それを適切に表現できないことがよくあります。慣れた児童福祉司は親の不安を注意深く受け止めながら、このプログラムの期待される効果を丁寧に説明しています。

親の参加の同意が得られれば、事前に会議を行い、児相、施設職員と内部スタッフで親子の様子やその交流の情報と支援目標を共有します。ここではよく親が子どものペースに合った声かけ（**「波長合わせ」**）ができそうかどうかが話題になります。子どもの様子への目配りができず、いつも一方的な指示に終始し、すぐにグループで学べそうもない場合には、プログラム開始前に地域児相でCAREのロールプレイを練習してきてもらうことがあります。子ども役を演じる中で、親役から肯定的注目を受ける心地よさを体験できると、ほめることに前向きになり、ペアレントトレーニングを学ぶ準備となります（**「養育者の感情管理」**、**「波長合わせ」**）。

親との事前面接

そして一応の了解が得られたら、児童福祉司同伴で親に会場となるセンターに来所してもらい、

注1　セカンドステップは、子どもの自己コントロールと社会的感情的能力を発達させ、暴力防止を目指した教育プログラムです。「社会性と情動の学習」を基盤に、ソーシャルスキルトレーニングとしてアメリカで開発され、世界的に高い評価を得ているものです。日本でもNPO法人日本こどものための委員会が研修会を実施し、様々な施設、学校等で導入されています。

内部スタッフがプログラムの目的と内容を説明します。同時に「経緯は聞いていますが……」と伝えた上で、これまでの育児の中で気づいた子どもの特性や困り感を尋ねていくと、子どもが児相に一時保護された時のことに自然と話が及びます。すでに何年も前の話であるにもかかわらず、涙ぐむ親は多いです。

涙を流す理由は多様です。当時の生活の余裕のなさや辛さが思い出されたり、虐待であると指摘され子どもを連れて行かれた時の衝撃や屈辱感、児相への恨みが語られることがあります。「子どもは自分にとって大事な存在」と述べる親は多いですが、子どもが受けた心の痛みを察したり悔悟の情が語られることは少なく、未だ自分自身のことで精一杯で、子どもの気持ちにまで思いが至らない印象です。面接者はそれらを受容、共感しつつ（**「波長合わせ」**）、事態は良い方向に進んでいると前向きに伝え、今後を見据えた親の参加の意思表示とこれまでの努力に敬意を払います（**「養育者の感情管理」**）。

あらかじめ次のように伝えます。「このプログラムの最大の狙いは、親子で楽しい体験をしてもらうことです。子どもが困る行動をした時など、面倒な対応はスタッフがやりますから、お母（父）さんは楽しいところだけ担当してください」。この事前に顔を合わせて理解し合うことも、その後のプログラムを円滑に進める準備として重要です（**「人とのつながり」**）。

また、それぞれの親子の置かれている状況に合わせて、うまく参加してもらえる方法を具体的に考えます（**「エンゲージメント」**）。プログラム参加のために子どもとどこで合流するか、他の兄弟が家にいる時、誰にその面倒を見てもらうかなどもあらかじめ確認し、必要な支援を共に考えます。特にプログラムが始まってしばらくは、親子の様子を児相や施設の職員と共有し、周囲からもねぎらい励ましてもらうなど、多方面から物理的、心理的支援を行っていきます。

活動の準備

活　動

グループの運営スタッフはみんな、参加親子についてのおおよその経過と利用目的を理解をしており、どう対応するかも把握しています。具体的に誰がどう動くかは、内部スタッフが指示していきます。

このグループ活動に若手が研修として参加したり、当日欠席の親子が出ると、家族よりスタッフの人数が多くなりがちです。はじめは人の多さにたじろぐ親子もいますが、スタッフ各自が自然に活動を楽しんでいる雰囲気に、親子も次第に人の目を気にすることはなくなります。実際の活動中は、親はむしろ子どもとどうかかわるかに集中するので、困った時にすぐ手が差し伸べられるこの体制は心地よいようです。孤立して苦悩していた親が子どもと向き合うという難題に取り組む時、安定したスタッフ集団の存在は、強い支えとなります（「**養育者の感情管理**」）。

またグループ活動が円滑に進むようルーティンやルール（「**ルーティンと儀式**」）は、特に大事にしています。当日のスケジュールのパターンは崩さないようにし、あらかじめ、いつ、どこで、どんな活動が行われるかを明確にしておきます。異なるやり方にする場合には事前に示し、突然変わることがないようにします。活動中に知った個人情報を外部に伝えないというルールは繰り返し確認し、親子やスタッフの安心感につなげています。

役割分担

全体の進行は、ベテランのレクリエーション専門家が行います。公務員とは異質の自由な雰囲気の方で、わかりやすく大きな声で話し、笑顔で楽しく進めてくれるので、とかく緊張しがちな空気が明るくなります。運営上のリーダーである内部スタッフは、情報を集めて対応し、適宜進行役に伝え円滑にプログラムを進めます。

子どもには若手スタッフが担当としてつきます。状況に応じてベテランスタッフも親の担当となり、活動中に子どもと親が良いコミュニケーションを取れるよう皆で配慮します。例えば親が言っていることを子どもが聞き取れず理解していなければ、スタッフは「お母さん、こう言っているよ」と補足したり、子どもの反応を親が理解できない時、後からでも「あれはこういうことを示したかったのではないですか?」あるいは「お子さんのこの言動の裏には、この気持ちがあるのかもしれません」などと伝え(**「教育」**)、さりげなく親子間の通訳を務めます。状態に応じたスタッフの子どもへの声掛けや接し方(**「波長合わせ」**、**「一貫した応答」**)は、親がすぐ真似できないにしても、将来対応を変えていくお手本になります。

ミーティング

円滑な運営のために、打ち合わせは充分に行います。当日の事前ミーティングでは、前回の様子を振り返り、それ以降のそれぞれの生活状況を確認します。プログラムについての親子の感想などが児相や施設に伝えられていれば、それも共有します。そして当日の活動で起こりそうなことやどう対応するかも話し合っておきます。

終了後は、情報を持ち寄り親子の全体の様子を確認します。問題点より、良い面や努力がうかがわれるところを意識して明らかにします。子どもが逸脱行動を起こした時、慣れたスタッフであると、周囲の状況からなぜそうなったかの原因を見極めて対応し、かかわったことでの子どもの反応も参考にして、その行動にはこのような意味があるのだろうと意見も含めて報告します。居合わせた他のスタッフも補足し、今後の対応の方針を立てていきます。不明の点があれば、次回までに児相や施設に確かめることもあります。このような地道な作業を繰り返していくことで、親子が安定して楽しく参加できることになります。

突発的な出来事

準備を重ねても、予想外の出来事はよく起こります。子ども（あるいは親）がグループに入れない、親子での小競り合いなどはよく認めますが、それ以外にも、すでに子どもが施設職員と来ているのに親が来ないとか、いきなり保育が必要な幼い弟妹を連れてきてしまう、児相も把握していない知人を連れて来て「グループに参加させたい」と求められるといったこともありました。このような時は、スタッフに心理的、人員的余裕がないとうまく対応できないので、十分なマンパワーは必要です。また経過の中で親が不調になり参加を渋る場合もありますが、子どもがこのグループを楽しみにしてくれていると、少し無理をしてでも親はその事態を乗り越えようとし、中断とならずに済むことがあります。

活動

親子活動

親子で一緒に活動に取り組む「心地よさ」を体感してもらうことが目標です。そのために短い時間の作業で失敗せず双方が楽しめ、親が想像できないような子どもらしい発想が生かされるものを取り入れています。

例えば、初回の「名札作り」は、子どもの年齢や取り組みやすさを考えて材料を用意します。周囲のスタッフにほめられると、子どもは様々な工夫をしながら作業します。みんなに呼んで欲しい名前を書き入れ、作った名札を見せ合いながら親子で自己紹介をすること（「自己とアイデンティティ」）も、自分たちは家族であることの再確認になります。

「コラージュ」の活動では親子は様々に取り組みます。親が古雑誌から子どもの好きそうな写真や絵を見つけてきてあげたり、あるいはその逆であったり、どちらかの指示通りに片方が作業する場合や、それぞれが独立して作る家族もいます。自由度は高く、どのように切り貼りしても、独創的な芸術作品になるため、最後に並べてみんなで鑑賞します（「自己とアイデンティティ」）。長年続けている「等身大の自分つくり」という創作活動は、親子が互いの違いを認識する良い機会となっています。大きな模造紙の上に一人が横になり、もう一人はその身体に添って輪郭をマジックやクレヨンでなぞり、できたら交代します。一枚の模造紙に親子の輪郭を描くのですから、身体の大きさの違いが明らかになります。重ねてみたり動きのある形にしたり、また色を塗ったりテープやリボンでデコレーションしてその親子独自の表現を試みます（「司令塔機能」）。これはまるで「私たちはこういう家族です」と周囲に誇らしく示している（「自己とアイデンティティ」）ように感じられます。

また「調理」は人気があります。作ったものを食べて「美味しいね」と良い感覚を共有する経験（「感情表現」、「波長合わせ」）は、慌ただしい毎日の食事とは異なる貴重な時間です。

「ゲーム」は一緒にワクワクしたり、失敗しても笑い合ったりする「遊び」ですが、実は遊びが苦手な親が多く、過度に緊張したり、勝ち負けの結果にこだわったり、笑い合うことに居心地の悪さを感じることがあります。しかし三〇人を超える参加者が集う大きな場でもあるので、そういう個々の問題は全体の楽しい雰囲気に飲み込まれ、経過の中でいつしかほぐれていく印象があります（「調整」、「養育者の感情管理」）。

一方、こういう慣れない親子活動で双方が気疲れするのも事実です。親が明るく活動しているように見えても、その後の親グループで「子どもとうまくやれなかった」と嘆いたり、緊張から解き放たれた子どもが、直後羽目をはずした行動になることがあります。しかし回を重ねるとこの相互の緊張、気疲れも少なくなっていきます。

また親子にとって他の家族の様子を垣間見る経験も貴重です（「教育」）。自分の息子だけ落ち着きがなくて乱暴だと思い悩んでいた親が、似たタイプの子もいると気づき、その親のかかわり方を見て学ぶことも多くあります。特に親らしい振る舞いがわからない人もおり、このグループでの体験は新しい発見につながります。

親グループ

発達障害の子どもの対応に苦労している親が多いため、この事業の開始当初から行動療法に基づいた精研式ペアレントトレーニング[3,4]を採用し、育児スキルを学ぶ柱にしています（「教育」）。まず子どもの行動を良い行動、困る行動、あってはならない危険な行動の三つに分けます。基本的には、良い行動は「ほめる」、「指摘する（注目していることを示す）」、困る行動は「見て見ぬふり」をしてその行動が良い方向に変化したら即座にそれをほめたり認めたりします。あってはならない危険な行動については、「あらかじめ約束を明確にしておく」、「警告する」など、事前に十分準備しておきます。子どもの行動をよく観察して肯定的注目を多用していくことで、子どもは気持ちよく大人の言うことを聞いてくれるようになります。また指示が必要となる場合であっても、その子にわかりやすく伝える工夫をしていきます（**「一貫した応答」**）。

多くの親は、この最初の「行動を三つに分ける」という課題をとても新鮮に感じます。これは、子どもの不適切な行動が悪意によると考えがちなためです。親自身、育ちの中で虐待と言えないまでも自分の親から存在を無条件に受け入れてもらった体験が少なく、認められようと必死に努力してきた人たちが多いです。このため「頑張ること」に絶大な価値があると捉えており、叱っても努力しないように見えるわが子が理解できず、無力感や強い怒りを抱きます。しかし行動レベルで割り切って対応することを学び、子どもの行動が変わることを目の当たりにすると、悪意があったわけではなかったと気づいて子どもへの眼差しが暖かいものに変わっていきます。

振り返りの時間では、それぞれが親子活動で何に苦労したか、子どもへの対応の工夫や成果など（**「波長合わせ」**）が語られます。多くの親が似た問題で苦労してきているので自然と共感しやすく、視野が広げられ柔軟に考えるきっかけになります。またその連帯感は孤立しがちな親を支えます（**「人とのつながり」**）。

以前、親グループで一般的なトラウマ反応についての短い講義（**「教育」**）を行っていた時代がありました。個々のトラウマ記憶を刺激しないよう相当配慮したつもりでしたが、ある時聞いている途中で具合が悪くなり退室する人が続出しました。まだ生々しい痛みを伴うトラウマを持つ親が多いと再認識し、この時間をマインドフルネスヨーガに変更し、専門家に担当をお願いしました。これは椅子に座ったままで行うヨーガで、リラクゼーションやストレス軽減に効果があるとされる手法です。導入としてこのように伝えています。

私たちは日頃多くのストレスに直面しています。過去のストレスフルな出来事を思い出したり、「これからどうなるんだろう」と心配し続けると、脳が疲弊します。頭がストレスフルなことでいっぱいになった時は、呼吸に意識を向けて、その様子を観察しましょう。意識を「今、ここ」にとどめるように心がけます。どうしても過去の嫌なことを思い出したり、将来の心配を考えてしまうこともあると思います。また、呼吸と関係のない考えが浮かんでくることもあるでしょう。そのような場合は、「他のことを考えていた」と気づいた自分に、「よく気づいたね」と声をかけてあげましょう。そして、再度呼吸に意識を向け、「今、ここ」に戻ることを繰り返しましょう。「良い・悪い」、「好き・嫌い」といった判断や評価をする態度を手放して、「今、ここ」に意識を向けることにより、脳を休めましょう。人と比較しないでやってみましょう。

大半の親はこの三〇分ほどの体験で、ゆったりして穏やかな気分になったと言います（「養育者の感情管理」、「**調整**」）。しかし中には身体のどこかの痛みに気づいたり、この静かな時間が逆に落ち着かず居心地悪く感じる方もいます。そのような人は、活動や他者との交流を見てもどこか余裕がなく、時に攻撃的で周囲の働きかけに応じないことが多く、これらを合わせて親の現状評価としています。

子どもグループ

落ち着きのない衝動的な子どもたちが多いため、トラブルをできるだけ避けるよう、タイムアウトについて、初回にロールプレイを使って説明しています（「**一貫した応答**」、「**調整**」）。「必要になったら、あなたに『タイムアウト』と伝えるから、そうしたらここに座ってしばらく休んでね。落ち着いたらまたみんなのいる活動に戻ります」。できるだけわかりやすい説明と表示を使い、適応的な行動をほめて増やすことを目指します。席はあらかじめ決めておき、椅子に名札を置いて座りやすくしていることも（「**ルーティンと儀式**」）その一例です。

セカンドステップ[2]も視覚的教材が多く、注意散漫な子どもでも取り組みやすくなっています（「**教育**」）。しかし油断をすると、小人数であっても誰も着席していない混沌状況に陥ってしまうことがあるので、子ども同士が隣り合わせにならないよう間に大人を配置し、進行役がうまく興味を引きながらテンポよく進めていきます。自分には気持ちがあり、人にも気持ちがあること（「**感情の認識**」）、トラブル状況での解決策（「**司令塔機能**」）や落ち着くためにはどんなことをしたらよいか（「調整」、「感情表現」）など学んでいきます。

遊びの時間では、次の回の親子活動を前倒しで体験してもらうこともあります。例えば、「折り染め」や「ゲーム」では、まず子どもたちだけが体験し、次の回では親にやり方を教えてあげる役を担います（「司令塔機能」）。こうすると子どもは親子活動で優位な立場になり、余裕を持って臨むことができますし、「子どもが自信を持って教えてくれた」と喜ぶ親も多いです。

最後に親子が合流すると、子どもグループで何を習いどのような参加状況だったかを、担当者が個別に説明します。良かったところ、頑張ったことを中心に伝え、親にほめてもらう狙いです。また子どもグループで作ったものを親にプレゼントすることもあります。例えば色とりどりの綺麗な石鹸を作って渡すとか、フルーツポンチを作って試食してもらうなどです。事前に伝えられていない親は驚いて喜び、笑顔のやり取りになります（「感情表現」、「波長合わせ」）。親は自然にほめて礼を言い、子どものうれしい体験が増えます。このようにあちこちに親が子を肯定的に認める仕掛けを作っておきます。

もともと他者に関心が向きにくい子どもたちでも、この学年が異なる小集団で多くの体験をすると、回を追うごとに他の子に興味が湧き（「人とのつながり」）、グループとしてまとまっていきます。

終結

活動に慣れ緊張が減ってくると、親は子どもの意向を汲み取った対応が少しずつできるようになり（「**波長合わせ**」）、子どもは親と一緒にいることを楽しめるようになっていきます。当初親が、子どもを友達か恋人と見なし、子どもに自分の親役割を担わせているように見えることもありますが、親子単位で活動を重ねると、自分と子どもの区別や一般的な親子としてのあり方がイメージできるようになり、一方の子どもも親を自分より大きな頼れる存在と意識できてきます。

そして親子は自分たちの強みや他の親子との違いも理解し（「**自己とアイデンティティ**」）、批判されない安心感の中で、徐々に他者とかかわることができてきます（「**人とのつながり**」）。プログラムの終わりに近づくとグループの凝集性も増します。これまで達成したことを振り返りつつ、今後の課題も明らかにしていきます。

修了式

最終回の修了式は一種の儀式であり、このグループに属している意識を新たにします（「**自己の発達とアイデンティティ**」）。一番注目されるのが、「親から子どもへの手紙」です。前の回に親グループで意向を聞きます。「これまで親グループの出し物として、お子さんへの手紙を読んで渡してもらっています。内容、形式は自由ですが、どの子もとても喜びます。いかがでしょう?」この時期になると、多少ためらいながらも皆承諾してくれます。短い手紙で終わる親も、一晩かけて丁寧に書く人もいます。

内容の打ち合わせはしてないのに、それぞれが肯定的な内容を書いてきてくれます。生まれてきてくれたことへの感謝、その成長を喜んでいること、〇〇ちゃんが大好きでこれからも一緒にいたいなどが書かれます。子どもを見ながら噛んで含めるように読む親、苦しかった時代を思い出したり子どもの成長に涙ぐむ人もいます。短くても、長くても他の家族と比べない自分たちの率直な気持ちが示され、一緒に聞き入る他の親子やスタッフ皆が拍手でねぎらいます(「人とのつながり」)。子どもの好きなキャラクターが貼られた手紙を渡されると、はにかんでいた子どもも笑顔で大事そうに受け取ります。

プログラムの成果

このプログラムは、児童相談所内で行われるため家族に関する情報が十分にあり、トラウマが背景にあるとの認識を関係者みんなが持っていることが特徴です。親子にこちらのプログラムに合わせてもらうのは容易なことではなく、むしろ個々に利用しやすい形にプログラムの方をできるだけ調整しなければうまくいかないことも、経験の中でわかってきました。親子に笑顔を向け、温かみのある声かけをし、またスタッフ相互でも円滑なコミュニケーションを心掛け、みんなにとって安全な場の中で一緒に良い経験をしています。これはまさにトラウマインフォームドケアに当たると考えます。

最初の親への説明の中で、できればこの半年のプログラムを二回、つまり一年以上経験してもらいたいと伝えており、実際三回以上参加してくれる親子もいます。プログラムを通じて、スタッフはその時期の課題を親子が乗り越えていくことに伴走しますが、いずれにしても、長い年月はかかり、残った課題は次の支援者に引き継いでいくことになります。

プログラム開発当初、家族再統合支援事業の目標としてたくさんの項目を考えました。家庭の生活習慣の改善、経済的安定、虐待行為の反省、子どもの育ちへの悪影響の自覚、親自身の衝動性・暴力・コミュニケーション能力の改善、育児や子どもの抱える問題への対応能力の改善、親子関係の再構築、関係機関の支援を受け入れる……などです。もちろんどれも大事なことではありますが、実は半年のプログラムを何回か繰り返しても、これらの課題を達成するのは相当難しいことがわかってきました。このため、今ではこのプログラムにより「安心・安全の中で子どもと楽しい体験を共有し、困った時に誰かに支援を求められること」くらいが現実的な目標と考えています。そしてこれが達成されれば、親子は劇的に変わることも経験しています。

最終回に行うアンケートでは、八〜九割の親から「参加してよかった」、「役に立った」と高く評価され、スタッフへの感謝が綴られます。そしてこのプログラムを経て多くの子どもが家に戻りますが、諸条件が整わずやむなく離れた暮らしを続ける場合もあります。どのような形であれ、プログラム参加が親子の新たな良い関係を築くきっかけとなったなら、この再統合支援は有効であったと考えます。

当プログラムを昔利用した中学生に、話を聞く機会がありました。数年前の経験を、今振り返ってどう思うかと尋ねたところ、「プログラムに参加してから、お母さんは優しくなった」と述懐していたのが印象的でした。その子自身の課題は残っており児相支援がまだ必要ですが、子どもの立場からも、親の良い変化を一緒に体験したことはかけがえのないものとなり、将来の回復につながると期待できます。

第15章　重いトラウマを受けた子どもの事例のその後

この最終章では、第1章で示した事例につき、トラウマインフォームドケアを踏まえたそれぞれのケースのケア方針、その後の経過とARCの枠組みの視点からの簡単な考察を紹介しています。

男児A（親の精神疾患と虐待）のその後

子ども

児童養護施設入所中の小五男児。教室から飛び出して暴れるため困っていた子どもです。

主訴、生育歴、初回面接

第1章参照。

ケア方針

①トラウマによるストレス反応を理解してもらう。まず大事なことは、本人の混乱した行動の背景に起きていること、治療者の見立てを、本人と養育者、関係者に説明し、理解してもらうことです（**「教育」**）。本人には初回面接で手短に説明しました。

一生懸命丁寧にかかわる養育者ほど、その善意の気持ちを打ち砕くような無謀な子どもの行動に疲弊し、子どもへの見方が厳しくなりがちです。外部の専門家が、子どもの育ちにおける負のエピソードと、現在起きていることをつなげて説明することで、客観的理解が進み「そうだった。こんな大変な逆境を生きのびた子なのだ」と、支援者の見方が柔軟になるものです（**「養育者の感情管理」**）。

②養育者・関係者が連携する。困難ケースは、施設と学校、児童相談所などの関係者、心理職員、そして状況によっては将来再統合する親とも一緒に対策を考えていくことがとても大事です。それぞれ異なる視点と立場があるので、今どんな状態にあるか、何を目指していけばよいかを、集まって顔の見える形で情報交換したいところです。

学校や施設は、日々子どもと接している中で無力感を抱くこともよくあり、時として、子どもへの非難や関係者間の責任の押しつけ合いになってしまいます。これでは先に進めません。

基本的に短時間では解決できないことを前提に、少しでも事態が改善する方法、前向きのアイデアを出し合い、できることから実行していきたいものです。関係者同士の信頼感が高いと、子どもの回復は早くなります。[注1] 経験が少なく現状に精一杯の人たちだけでこの事態を担うことになると、先を見通せず、負担感ばかり増します。所属する組織の理解やベテラン、専門家の積極的な参加で安心感を得られるようにします（**「養育者の感情管理」**）。

③子どもが安心と安全を感じられるような対応を考える。 子どもへの治療目標の第一は、安心・安全を感じられるようにすることです。しかしこれは、特に児童養護施設のような集団生活の中では、案外難しく、職員がたいへん苦労しているところです。個々にかかわる（**「波長合わせ」**）と同時に、全体の日課を滞りなく進めなくてはなりませんし、まだまだ自己中心的で、甘えたい気持ちの強い子どもたちすべての希望をかなえてあげることは困難です。特に家で常に緊張した毎日を過ごしていた子どもは、自分を受け入れてくれるのかと試すように、優しい大人に無理難題を突きつけることがあります。課題のある子どもたちへのかかわり方は非常に難しいです。

危険行為には当然、その場での制止や注意も必要ですが、驚かさない対応にしないといけません（**「一貫した応答」**）。明確なルールがあり、日課が安定して進むこと（**「ルーティンと儀**

注1　東京都児童相談センターの宿泊治療を利用した児童養護施設の子どもの改善度についてのアンケート（二〇一六、未発表）では、子どもの状態が「大いに改善」したと支援者（センター職員）が感じたのは、連携が「とてもしやすい」施設で四二%、「まあまあしやすい」施設九%、「しにくい」施設で三%と大きな開きがあり、関係者相互の円滑な連携が、課題の多い子どもの回復に重要であることが示唆されました。

式」）は、みんなの安心感につながります。

その後の経過と考察

この子は、周囲への不信と被害感が強く、話し合いを嫌がるため、とりあえず負担を少なくし、本人のペースを尊重する方向でゆっくりかかわっていく方針としました。どのくらいの時間だったら学校で落ち着いて過ごせるかを、大人がよく観察し、また本人とも確認したところ、二時間程度ということがわかったため、好きな教科の二時間だけ授業に参加し、後は帰宅することにしました。そしてうまく授業参加ができたら、教師も施設職員もみんなでほめることを心掛けました（「一貫した応答」）。

それでも途中落ち着かない気持ちになった時に、クールダウンする目的で行ける場所を、あらかじめ先生と本人で決めてもらいました。彼が選んだのは、職員室の隣のこじんまりした予備の部屋で、そこに箱を置かせてもらい、中に小さな亀のぬいぐるみ、ガンダム、そして好きな音楽を聴けるヘッドホンを入れました。疲れて落ち着かない気持ちになったら（「感情認識」）、先生に確認し、その部屋に行ってぬいぐるみを触り音楽を聞きながら、しばらく休む（「調整」）という手順にしました。うまく自分で気持ちのコントロールができたら、それもまたほめられます。

「二時間出席作戦」はちょうど良かったようで、学校での不適応行動はだいぶ減っていきました。本人は、当初はすぐに学校から帰って良いものかと戸惑っていましたが、慣れると学校でも施設でも穏やかに過ごせる時間が増え、表情も明るくなりました。遊びで負けて悔しくても、何とか自分の気持ちをコントロールできる（「調整」）ようになりました。

他の子からバカにされての大暴れはその後もありますが、本人なりの居場所を得て生活を穏やかに楽しめる場面は増えています。また少しずつ自分の行動を客観的に見る視点もできてきました。

逆境をサバイバルしてきた子どもは、安全で穏やかな生活に入った当初、逆に慣れずに不安になることがあります。過覚醒が改善するまで、年単位かかることも珍しくありません。そこをあまり焦らず待ってあげられるような、周囲の理解と余裕が必要です。また大人と課題解決のための作戦を立て、実行し、効果が出ること（「司令塔機能」）は、周囲の人への敵視と孤立感を減らす意味でも大きな意義があります。

本人の具合が一番悪い時に、「薬は使わないのか」と学校から問われました。もちろん多動、衝動性、いら立ちなどに薬を使うことがありますが、本例では激しい自傷他害行為は認められず、本人の拒否も明確なため、まずは生活の中での工夫を優先しました。特にこの子は、尋常でない精神状態の時の母に薬を飲むことを強要されたエピソードがあり「この薬を飲んだら自分は死んでしまう」と思ったかもしれません。トラウマと重なる刺激（トリガー）はなるべく避けるのが鉄則で、最終的に「今、薬は使わない」との意見で、関係者は一致しました。

ＡＲＣの枠組みの視点

主に取り組んだのは、生活環境で「**養育者の感情管理**」、「**波長合わせ**」と「**調整**」です。次に取り組むべき目標としては、「**感情認識**」、「**感情表現**」、さらなる感情コントロール「**調整**」があります。耐性の窓が狭いため、今後広がることが望まれます。

男児Ｂ（重度ネグレクト）のその後

子ども

児童養護施設入所中の小三男児。発達の課題があり登校渋りが心配されていました。

主訴、生育歴、初回面接

第１章参照。

ケア方針

元々意欲が乏しい子どもですが、それでもこの数年の施設での落ち着いた生活（「**ルーティンと儀式**」）でできることは増え、成長が認められていました。これはとても評価できることです。そのことをまず担当者、関係者、そして何よりも本人と確認しました。そして求められる水準が高くなり過ぎないように、小さな目標に絞って本人のペースで少しずつ取り組む方針にしました。施設は不登校になることをとても警戒します。周囲の子どもたちは、登校しない子をさぼっているとみなし、安易に「……だったら自分も行きたくない……」と連鎖してしまう可能性があるからです。本来個々の事情は違うので、他の子たちには「君は君だから頑張って登校しましょう」と言うのですが、子どもたちの理解は得られにくいです。そういう集団生活の難さはあるものの、この子については、目標と本人の頑張りのバランスを見つつ皆で励ましていく（**「一貫した応答」**）ようにしました。

学校にもよく事情を理解してもらい、負担になるような宿題や課題はこの子には出さないと特別扱いをしてもらいました。通級の利用を加え、個別指導に近い形での学習支援で小さな成功体験を重ねられるようにしました。

その後の経過と考察

ベテランの担当職員が実に丁寧にかかわってくれました。わかっているように見えても、周囲で何が起きているのかがわからないことが多いので、言葉をたくさん添えて説明したり、文字、図、イラストを描いて目で見て理解させるなどの工夫をしました（**「波長合わせ」**）。

生活の手順など小さな目標をいくつか決めて表にし、それができたらその表に好きなキャラクターのシールを貼ってほめ、シールの数が一定数に達したら、担当と子どもが一緒に遊ぶ「ご褒美の時間」を設け（「波長合わせ」）、子どもはそれを楽しみに頑張っていました。

最初はあまり興味のなかったことでも、繰り返しほめて励ます方法で、意欲的になりました。また不眠があった時期に合わせて使ったごく少量の向精神薬も、意欲・活動を増す効果が感じられました。

少年らしい明るさも増え、元来のひょうきんさも手伝って、一目置かれる存在になりました。困った時は周囲の大人に相談することもできるようになってきました。中学生になると特定の女の子に関心を持った様子で、身近な職員に「どうしたら女子と話ができるの？」と問うことがありました。「歯磨き、顔を洗って清潔な身なりにすると良いよ」と言われると、それまでさぼりがちだった歯磨きも励行するようになりました。

しかし、中学三年になって進路を考えるにあたり、「高校には頑張って行くけど、家から通いたい」と言うようになりました。彼は成長して大きく変わりましたが、母には特別の変化はありません。一時期、母の生活態度を批判する発言はしていたものの、折々に帰省すると、母は細かく注意はしないので、好き勝手な生活に戻れて随分と楽だったようです。

多くの支援者の説得や助言にもかかわらず、結局母の「戻っておいで」の一声に従う形で、高校入学を機に家庭復帰してしまいました。家の散乱状況は生活できる程度には改善しており、この年代であれば自分たちで食べ物を調達することもでき、本人の意思に反してまで強制的に引き留めることはできませんでした。そして関係者みんなが心配していたように、高校になじめず、いつしか中退して家で引きこもりの生活になってしまいました。

施設で長く生活し、多くを学んでよく育ったと考えられる子どもであっても、長年音沙汰なかった親からのひと言に大きく揺さぶられ、その指示に安易に従ってしまう子どもたちを多く見聞きします。せめて地域で高校卒業資格取得のための支援が継続できれば良いのですが、家庭復帰して本人が拒否すれば、利用できる資源は一気になくなってしまいます。

この男の子の場合、劣悪な環境に四歳まで置かれていたことが、自閉症に近い状態、また知的な低さを招いた可能性があります。もしこの子が、もっと幼い時期に保護されて適切な環境に移されていたなら、発達はより速やかであったかもしれません。また社会への好奇心が増し、再び親の極端な求めに応じる可能性は減ったかもしれません。

それでも四歳から一五歳までにこの施設で得た経験、本人が努力して取り組んで身につけたものは、これから生きていく力になるでしょうし、もしかしたら、この家族が少し変わっていくきっかけとなるかもしれません。

ARCの枠組みの視点

主に取り組んだのは、「ルーティンと儀式」、「一貫した応答」などで、生活環境に馴染み養育者と良い関係が結べて意欲も向上しました。次に取り組むべき目標としては「感情認識」、「感情表現」、「調整」があり、合理的な問題解決や主体性を扱う「司令塔機能」、「アイデンティティ」

は家庭復帰に間に合わなかった印象です。

男児C（棄児、措置変更のくり返し）のその後

子ども

児童自立支援施設入所中の中三男児。主体性に乏しく周囲に流される反面、唐突にキレることがありました。

主訴、生育歴、初回面接

第1章参照。

ケア方針

施設ではすでに心理職員が定期的にセラピーを実施しており、本人は歓迎していました。更生のための心理教育では、被害者の痛みを理屈ではわかっても実感として受け止められない様子でした。

筆者の方では、本人が生活（**「ルーティンと儀式」**）の中で困っていることについて一緒に考えたり、楽しいことやうまくできたことを確認し、少しでも自分の長所に気づけて生活の安心感を

意識できるような面接を目指しました（「感情の認識」、「自己の発達とアイデンティティ」）。またこれに合わせて寮や学校の担当者とも話し合う時間を持ちました（「教育」）。これまでの傷つき体験だらけの生育歴から、現実の困難を受け止める力が弱く、強い叱責や耐え難い状況には向き合えず逃避や解離する傾向が強いため、何より今の生活に安心感を持てるような働きかけが大事であることを強調しました。その発達特性から人の気持ちや次の展開を想像することが難しいので、何か気になることがあればその都度一つひとつ解説して教えて欲しいこと、達成目標を十分に低くし肯定的な声掛けを多くすること（「波長合わせ」、「一貫した応答」）を助言しました。「そこまで低い目標にするのか！」と半ば呆れる職員もいましたが、彼の素朴さは好感を持たれており、それぞれの立場で工夫して取り組んでくれました。

その後の経過と考察

うまくできないことは多々あるものの、部活などでは身体能力を生かして活躍し、勉強にも頑張って取り組んでいました。精神的に不安定な様子や激しい逸脱行動はなく、比較的安定した生活が続きました。しかし進路を考える時期になると「勉強は嫌いだから高校へは行かない」と就労を強く希望し、「高卒資格は将来必要」との支援者たちの説明に納得は得られませんでした。

中学卒業とともに施設を退所し、自立援助ホームに移り土木会社に就職しました。入所したのは会社に近い都市部の施設で、これまで生活していた自然豊かな土地とは趣を異にしており「山が見えない」と寂しげに漏らしていたようです。施設職員も心配して、本人、職場とも連絡を取り合って支援をしていましたが、ある時ふと行方がわからなくなりました。昔いた児童養護施設や里親の所に現れたとの情報もありましたが、その後、どこで何をしているか消息不明です。

ずっと社会的養護の中で育てられています。出自の問題、発達特性によるハンディ、措置先に当時存在した深刻な問題から数々のトラウマ体験を受け情緒行動上の問題に至り、安全で穏やかな生活は長く経験できませんでした。社会のどこかで受け入れられ、居場所を見つけて落ち着いて生活していることを願うばかりです。

ARCの枠組みの視点

児童自立支援施設は生活の枠組みは明確で「一貫した応答」、「ルーティンと儀式」に取り組むことができ、また本人の特性を周囲が知った上で「波長合わせ」も行われ、安心感が得られて成長できました。しかし、特に問題解決の「司令塔機能」、「自己の発達とアイデンティティ」に十分取り組むことはできませんでした。単に周囲に流されるのではなく、自分で考え「自分の人生は自分がコントロールできる」と感じられるようになることは、彼にとっての特に大きなテーマです。

女児D（ネグレクトと性的虐待）のその後

子ども

児童養護施設入所中の小五女児。気分の波が激しく不適応が目立つ子どもです。

主訴、生育歴、初回面接

第1章参照。

ケア方針

施設職員には、抑うつ状態にあり登校は当分難しそうであることを説明し、施設でどう落ち着いた生活（**「ルーティンと儀式」**）を組み立てていくか考えてもらい、学校にも理解を求めました。しばらく休んで元気が出てきたら、本人に負担のない範囲での復帰を考えました。

これまでの施設心理職員による心理セラピーで、気持ちを受け止めてもらえているようで（**「波長合わせ」**、**「感情の認識」**）、本人は女性心理職員がじっくりかかわってくれるこの時間を楽しみにしていました。また、生活の中での安全感を高め居場所を作ることを狙い、寮の職員にも個別でCAREを使った一緒に遊ぶ時間（**「波長合わせ」**）を作ってもらいました。夜、年少の子どもが寝た後の五分間で、短いものの本人にとって大切な時間となりました。

トラウマについての話題は初回面接には出ましたが、筆者が会う時にその心理教育を進めていくことにしました（「**教育**」）。しかし、解離の強いお子さんでもあり、ストレスのかかる話題は深まりにくい状況でした。

その後の経過と考察

登校の負担を取り、一定の生活の枠づけ（「**ルーティンと儀式**」、「**一貫した応答**」）と定期的な職員の個別のかかわり（「**波長合わせ**」）が軌道に乗ると自傷行為は少なくなり、突発的な感情コントロールの悪さも目立たなくなりました（「**調整**」）。ほどなく登校を試したいと述べるようになり、行って具合が悪ければ、保健室で過ごす形にし、養護教諭も何かと受容的に声をかけてくれました。

登校は安定しませんが、まずはこのペースでじっくり生活に取り組めると良いと考えていた折、家に外泊をさせたいとの話が母より出ました。また本人も「帰ってみたい」と言います。母は依然として児童相談所への拒否感が強く、その男の存在について率直に語っていません。当然、施設は母との交流を深めることについては時期尚早との見方でしたが、新しく担当になった児童福祉司は本人の意向を尊重したいと所の会議で主張し、関係者の猛反対もむなしく認められてしまいました。

その後、長期の休みに外泊をしました。本人は「もうおじさんは家にいないから大丈夫」、「お母さんは前よりやさしくなった」と言います。また母は、「施設でいじめられている、早く家に帰りたいと子どもが繰り返し泣いて訴えた」と、状態が悪いのは今の環境のせいで早く家に戻すよう要求してきました。

外泊が重なってくると、本人は周囲に家での様子や母への思いを話すのをためらうようになり、どんな気持ちであるかを把握することが難しくなっていきました。結局、母の言い分に押し切られる形で、中学進学時に家庭復帰となっています。家に戻ると母は児童相談所のかかわりをすべて拒否するようになりました。中学でも不登校は続いたようですが、ほどなく転居したためその後の様子はわかりません。

本例では施設生活での安定化をはかっていた途上で、まだ受けた被害を客観化し整理する段階には至っていませんでした。家に戻るにしても、加害男性はいないという安全確認と、こういう虐待から守ってくれなかった母とどう距離を取ればよいか、具体的方向づけが必要だったと考えます。このケースワークは稚拙過ぎますが、残念ながら類似のことは決して稀ではないのが現実です。

一般に母が精神的に不安定であったり、支配的な男性に翻弄されていると、子どもは母を案じ、自分の被害の辛さより優先して守ろうの気持ちが強く働くことがあります。また、親と再会し何か言われれば、家に戻らなければと思ってしまいます。家庭内の歪んだ人間関係の悪い影響は、何年も別居し落ち着いた生活環境で過ごしていたとしても、早々に払拭できるものではないようです。

ARCの枠組みの視点

生活の中で「一貫した応答」、「ルーティンと儀式」、個別対応にて「波長あわせ」、「感情認識」などに取り組み「調整」も扱われたものの今後も時間はかかる見通しでした。強い解離のために「司令塔機能」や「アイデンティティ」は充分取り組めないうち退所に至りました。

＊　＊　＊

これら典型事例の元となったオリジナルのエピソードを筆者が経験した頃、もちろんARCの知識はなかったので、治療目標の積み木は後から考えて当てはめてみたものです。現在であればその時々に応じてテキストを参照しながら各治療目標を意識的に深められるので、それによる治療ケアは子どものより確実な成長を促せるのではないかと思います。

おわりに

本書は、児童相談所や児童養護施設の職員、里親などを対象に実施した、トラウマインフォームドケアの研修会の内容をもとに書きました。重いトラウマを抱える子どもの近くにいる支援者ほど、ARCの枠組みの理論に強く関心を持っていただけた印象です。これはARCには「養育者の感情管理」も含めた治療目標がかかげられ、安心できる日常生活の場で子どもたちは回復していくというわかりやすさがあるためと思います。

支援者のみなさんは、本書で子どものトラウマとその治療ケアの概要を把握された後は、ARCのテキストである『実践 子どもと思春期のトラウマ治療――レジリエンスを育てるアタッチメント・調整・能力（ARC）の枠組み』を読んでみることをお勧めします。様々な働きかけが示されており、どれがその子どもに合うかを考えながら実践してみることは楽しいです。さらに、やさしいまなざし、笑顔、穏やかな声のトーンで子どもに接することができると、少し時間がかかるかもしれませんが、必ず子どもは応えて成長してくれることでしょう。

また難しい子どもに直に接することの少ない一般の読者の方たちも、ぜひ「トラウマのメガネ」をかけて周囲を見渡し、逆境体験のありそうな子どもたちに引き続き関心を持ち続けていただけたら幸いです。

本書では子どもたちによくある思いや状態を示しました。仕事とはいえ不躾な問いかけに心情を吐露し、多くのことを教えてくれた彼らが、その後、心豊かに育っていることを願っています。なお、本文の中では紹介できませんでしたが、想像を絶するような逆境を経て、素晴らしく成功して元気でいる若者たちもたくさん知っています。彼らの小中学生時代にそばにいた者として、今の活躍は想像を超えており感慨深く感じています。例えば、いくつかの挫折の後、必死で難関の資格試験に挑戦して合格した人、日本での生活に見切りをつけ新たな展開を求めて海外に移住し、苦労しながら大学を卒業した人、専門学校を中退し一時はホームレスになりながらも何とか乗り越え、今は社会的養護を育った人の支援活動の先頭に立っている人、そしてそれほど目立たなくとも、堅実な日々を過ごしている人たちです。人との出会いも含め、良い条件が重なり、本人が志を持ち続ければそれが叶うという事実は、私たちの希望に他なりません。

書き始めると、つい内容の範囲を広げ過ぎたり深みにはまったり、ケースの思い出に浸って停滞することがあり、当初の予定よりも完成まで随分長い時間を要しました。その間、元の職場の多忙な同僚たちに最近の現場のことを教えてもらい、また折々にうかがっている児童養護施設では、職員さんたちと入所している子どもの様子について一緒に考える機会を持てました。ＡＲＣのテキストの著者であるブラウシュタイン先生、キニバーグ先生や、恩師タイシャー先生のその後の活動・研究も、交信や論文を通して学びました。これらは執筆に生かすことができ、みなさまに感謝いたします。

何とか書き終えることができたのは、岩崎学術出版社の鈴木大輔さんの励ましのお陰であり、感謝申し上げます。

二〇二三年七月一日

伊東　ゆたか

参考文献

はじめに

1 Blaustein ME, Kinniburgh KM (2010) Treating traumatic stress in children and adolescents: How to foster resilience through attachment, regulation and competency (ARC). Ghildford Press, New York.（伊東ゆたか監訳（二〇一八）実践子どもと思春期のトラウマ治療――レジリエンスを育てるアタッチメント・調整・能力（ＡＲＣ）の枠組み．岩崎学術出版社）

第2章

1 ＴＥＤ日本語（二〇一二）ジョルジェット・ムルヘア：孤児院の悲劇．https://digitalcast.jp/v/15789/（二〇二一年五月三日閲覧）

2 Rutter M, Andersen-Wood L, Beckett C, et al. (1999) Quasi-autistic patterns following severe early global privation. Journal of Child Psychology and Psychiatry, 40; 537-549.

3 Nelson C, et al. (2007) Cognitive recovery in socially deprived young children: The Bucharest early intervention project. Science, 318 (no.5858); 1937-1943).

4 Landsford JE, et.al. (2007) Early physical abuse and later violent delinquency: a prospective longitudinal study. Child Maltreatment, 12: 223-245

5 Greenwald R. (2002) Trauma and Juvenile Delinquency: Theory, Research, and Interventions. Haworth Maltreatment and Trauma Press.

6 緒方康介（二〇一一）児童虐待は被虐待児の知能を低下させるのか？―メタ分析による研究結果の統合―．犯罪心理学研究、四八（二）．

7 Koenen KC, Moffitt TE, Casp. A, et.al. (2003) Domestic violence is associated with environmental suppression of IQ in

young children. Development and Psychopathology, 15(2); 297–311.
8 Wada, I., Igarashi, A. (2014) The social costs of child abuse in Japan. Children and Youth Services Review. 46; 72-77.
9 Gelles, Richard J., & Perlman, Staci (2012) Estimated annual cost of child abuse and neglect. Prevent Child Abuse America, Chicago IL.
10 平成26年度　厚生労働省児童福祉問題調査研究事業課題９　社会的養護制度の国際比較に関する研究　調査報告書　第３報．社会事業大学社会事業研究所．

第３章

1 World Health Organization: Violence and injury prevention. Adverse childhood experiences international questionnaire (ACE-IQ). https://www.who.int/violence_injury_prevention/violence/activities/adverse_childhood_experiences/en/
2 Kerig PK, Ludlow A, Wenar C (2012) Developmental psychopathology, 6th ed. McGraw-Hill, New York.
3 菅原ますみ（二〇一九）小児期逆境体験とこころの発達．発達病理学の近年の研究動向から．精神医学，六一：一一八七—一一九五．
4 Felitti VJ, Anda RF, Nordenberg D, et al. (1998) Relationship of childhood abuse and household dysfunction to many of the leading causes of death in adults. The Adverse Childhood Experiences (ACE) Study. Am J Prev Med, 14: 245-58.
5 Hughes K, Bellis MA, Hardcastle K, et al. (2017) The effect of multiple adverse childhood experiences on health: a systematic review and meta-analysis. Lancet Public health, 2: e356-66.
6 Blodgett C, Lanigan JD (2018) The association between adverse childhood experience (ACE) and school success in elementary school children. Sch Psychol Q, 33; 137-146.
7 Centers for disease control and prevention (2019) Preventing adverse childhood experiences(ACEs). https://www.cdc.gov/violenceprevention/childabuseandneglect/aces/fastfact.html
8 Kaufman J, Birmaher B, Brent D, et al. (1998) Psychopathology in the relatives of depressed-abused children. Child Abuse & Negl, 22: 171-181.
9 Metzler M, Merrick MT, Klevens J, et al. (2017) Adverse childhood experiences and life opportunities: Shifting the narrative. Child Youth Serv Rev, 72: 141-149.
10 Assink M, Spruit A, Schuts M, et al. (2018) The intergenerational transmission of child maltreatment: a three-level meta-

analysis. Child Abuse & Negl, 84: 131-145.
11 Kaufman J, Charney D (2001) Effects of early stress on brain structure and function: implications for understanding the relationship between child maltreatment and depression. Dev Psychopathol, 13: 451-471.
12 Kottenstette S, Segal R, Roeder V, et al. (2020) Two-generational trauma-informed assessment improves documentation and service referral frequency in a child protection program. Child Abuse & Negl, 101.
13 Fujiwara T, Kawakami N, World Mental Health Japan Survey Group. (2011) Association of childhood adversities with the first onset of mental disorders in Japan: results from the world mental health Japan, 2002-2004. J Psychiatric Research, 45: 481-487.
14 松浦直己、橋本俊顕、十一元三（二〇〇七）非行と少年期逆境体験及び不適切養育との関連についての検討——少年院におけるＡＣＥ質問紙を使用した実証的調査．兵庫教育大学研究紀要、三〇：二一五—二二三．
15 松浦直己、橋本俊顕（二〇一七）発達特性と、不適切養育の相互作用に関する検討——女子少年院在院者と一般高校生との比較調査より．鳴門教育大学情報教育ジャーナル、四：二九—四〇．
16 文部科学省初等中等教育局児童生徒課（二〇二一）いじめの状況及び文部科学省の取り組みについて．
17 国立教育政策研究所生活指導・生徒指導研究センター（二〇二一）いじめ追跡調査２０１６—２０１８．
18 斎藤環、内田良（二〇二二）いじめ加害者にどう対応するか—処罰と被害者優先のケア．岩波ブックレット一〇六五．
19 Takizawa R, Maughan B, Arseneault L. (2014) Adult health outcomes of childhood bullying victimization: evidence from a five-decade longitudinal British birth cohort. Am J Psychiatry, 171(7): 777-84.
20 Su S, Jimenez MP, Robers CTF et al. (2015) The role of adverse childhood experiences in cardiovascular disease risk: a review with emphasis on plausible mechanisms. Curr Cardiol Rep, 17: 88.
21 伊角彩、土井理美、藤原武男（二〇一九）小児期逆境体験の影響に関する疫学研究．精神医学、六一：一一七九—一一八四．
22 國分恭子、松本和紀（二〇一七）精神病におけるトラウマ：最近の研究の概観．トラウマティック・ストレス．一五：三九—四八．
23 工藤紗弓、和田一郎、和田久美子、他（二〇一七）精神科入院患者の幼少期の困難な体験の体験率および関連因子に関する検討．総合病院精神医学、二九：一五二—一六二．
24 Teicher MH, Samson JA (2013) Childhood maltreatment and psychopathology: a case fore ecophenotypic variants as

clinically and neurobiologically distinct subtypes. Am J Psychiatry, 170: 1114-1133.
25 Danese, A., McEwen, B.S. (2012) Adverse childhood experiences, allostasis, allostatic load, and age-related disease. Physiol Behav, 106: 29-39.
26 Dube SR, Anda RF, Felitti VJ, et al. (2001) Chilhood abuse, household dysfunction, and the risk of attempted suicide throughout the life span: findings from the Adverse Childhood Experiences Study. JAMA, 286: 3089-3096.
27 Nanni V, Uher R, Danese A (2012) Childhood maltreatment predicts unfavorable course of illness and treatment outcome in depression: a meta-analysis. Am J Psychiatry, 169: 141-151.
28 Scott KM, Smith DR, Ellis PM (2010) Prospectively ascertained child maltreatment and its association with DSM-IV mental disorders in young adults. Arch Gen Psychiatry, 67: 712-719.
29 Cougle JR, Timpano KR, Sachs-Ericsson N, et al. (2010) Examining the unique relationships between anxiety disorders and childhood physical and sexual abuse in the National Comorbidity Survey-Replication. Psychiatry Res, 177: 150-155.
30 Dube SR, Felitti VJ, Dong M et.al. (2003) Child abuse, neglect, and household dysfunction and the risk of illicit drug use: the adverse childhood experiences study. Pediatrics, 111: 564-572.
31 Kendler KS, Bulik CM, Silberg J, et al. (2000) Childhood sexual abuse and adult psychiatric and substance use disorders in women: an epidemiological and cotwin control analysis. Arc Gen Psychiatry, 57: 953-959.
32 Swan N (1998) Exploring the role of child abuse on later drug abuse: Researchers face broad gaps in information. NIDA Notes, 13.
33 上岡陽江（二〇一二）生きのびるための犯罪．イースト・プレス．
34 上岡陽江、大嶋栄子（二〇一〇）その後の不自由．「嵐」のあとを生きる人たち．医学書院．

第４章

1 小野善郎（二〇〇六）子どもの福祉とメンタルヘルス．明石ライブラリー．
2 Garland AF, Hough RL, Mccabe KM, et al. (2001) Prevalence of psychiatric disorders in youths across five sectors of care. J. Am. Acad Child Adolesc Psychiatry, 40(4); 409–418.
3 厚労省ホームページ https://www.mhlw.go.jp/stf/seisakunitsuite/bunya/kodomo/kodomo_kosodate/syakaiteki_yougo/01.html（二〇二三年六月三日閲覧）

4 厚生労働省雇用均等・児童家庭局（二〇〇八）平成19年度社会的養護施設に関する実態調査．中間報告書．
5 ブルース・D・ペリー、マイア・サラヴィッツ（著）、仁木めぐみ（監訳）（二〇一〇）犬として育てられた少年　子どもの脳とトラウマ．紀伊国屋書店．
6 Perry,BD (2009) Examining child maltreatment through a neurodevelopmental lens: Clinical applications of the neurosequential model of therapeutics. Jounal of loss and trauma, 14: 240-255.
7 Sreckovic MA, Brunsting NC, Able H (2014) Victimization of students with autism spectrum disorder: A review of prevalence and risk factors. Research in Autism Spectrum Disorders, 8:1155-1172.
8 Mandell DS, Walrath CM, Manteuffel B, et al. (2005) The prevalence and correlates of abuse among children with autism served in comprehensive community-based mental health setting. Child Abuse & Negl, 29:1359-1372.
9 Kerns CM, Newschaffer CJ, Berkowitz SJ (2015) Traumatic childhood events and autism spectrum disorder. J Autism Dev Disord, 45: 3475-3486.

第５章

1 山本朗、相原加苗、花房昌美他（二〇一一）児童相談所の一時保護児童に対する児童青年レベル・オブ・ケア評価尺度（ＣＡＳＩＩ）日本語版での評価．二〇一一年第五二回日本児童青年精神医学会総会発表．
2 東京都福祉保健局（二〇二〇）令和元年度児童相談所一時保護所の外部評価結果．https://www.fukushihoken.metro.tokyo.lg.jp/smph/jicen/ji_annai/gaibuhyouka.html（二〇二〇年六月二日閲覧）．
3 NCTSN: Secondary trauma and child welfare staff: Guidance for supervisors and administrators. https://www.nctsn.org/trauma-informed-care/secondary-traumatic-stress/introduction（二〇二〇年六月一日閲覧）．
4 Salloum A, Kondrat DC, Johnco C, et al. (2015) The role of self-care on compassion satisfaction, burn out and secondary trauma among child welfare workers. Children and Youth Services Review, 49: 54-61.
5 Bride BE, Jones JL, MacMaster SA (2007) Correlates of secondary traumatic stress in child protective services workers. Journal of Evidence-Based Social Work, 4: 69-80.
6 文部科学省（二〇一九）平成30年度公立学校教職員の人事行政状況調査について．
7 毎日新聞（二〇一九）精神疾患の休職率　児童福祉司、教員の４倍．毎日新聞調査．毎日新聞、二〇一九年一一月二七日記事．

8 藤田哲也（二〇一六）児童養護施設で働く新任職員の仕事に関する実態調査——人材確保と育成に関する一考察．子どもと福祉、九：一〇〇—一〇六．

9 認定ＮＰＯ法人ブリッジフォースマイル調査チーム（二〇一三）全国児童養護施設調査 二〇一二、施設運営に関する調査．

10 伊藤嘉余子（二〇〇七）児童養護施設におけるレジデンシャルワーク——施設職員の職場環境とストレス．明石書店．

第6章

1 Teicher MH (2002) Scars that won't heal: The neurobiology of child abuse. Scientific American, Mar 3: 68-75.

2 Ito Y, Teicher MH, Glod CA, et al. (1993) Increased prevalence of electrophysiological abnormalities in children with psychological, physical, and sexual abuse. J Neuropsychiatry & Clinical Neurosciences, 5: 401-408.

3 伊東ゆたか（二〇〇三）被虐待児の脳障害——脳波を中心に．小児科、四四：三九二—四〇〇．

4 Post RM, Weiss SR (1998) Sensitization and kindling phenomena in mood, anxiety and obsessive compulsive disorders: The role serotonergic mechanisms in illness progression. Biological Psychiatry, 44: 193-206.

5 McFarlane AC (2010) The long-term costs of traumatic stress: intertwined physical and psychological consequences. World Psychiatry, 9: 3-10.

6 Chen YH, Wei HT, Bai YM, et al. (2017) Risk of epilepsy in individuals with posttraumatic stress disorder: A nationwide longitudinal study. Psychosomatic Medicine, 79: 664-669.

7 Perry BD (2009) Examining child maltreatment through a neurodevelopmental lens: Clinical applications of the neurosequential model of therapeutics. Journal of Loss and Trauma, 14: 240-255.

8 Gaskill RL, Perry BD (2012) Child sexual abuse, traumatic experiences, and their impact on the developing brain. In. Hand book of child sexual abuse. Identification, assessment, and treatment. Goodyear-Brown P, Ed. John Wiley & Sons, Inc.

9 Ito Y, Teicher MH, Glod CA, et al. (1998) Preliminary evidence for aberrant cortical development in abused children: a quantitative EEG study. J Neuropsychiatry & Clinical Neurosciences, 10: 298-307.

10 Miskovic V, Schmidt LA, Georgiades K, et al. (2010) Adolescent females exposed to child maltreatment exhibit atypical EEG coherence and psychiatric impairment: Linking early adversity, the brain, and psychopathology. Development and psychopathology, 22: 419-432.

11 Schiffer F, Teicher MH, Papanicolow AC (1995) Evoked potential evidence for right brain activity during the recall of traumatic memories. Journal of Neuropsychiatry and Clinical Neurosciences, 7: 169-75.

12 Schiffer F (2000) Can the different cerebral hemispheres have distinct personalities? Evidence and its implications for theory and treatment of PTSD and other disorders. Journal of Trauma & Dissociation, 1: 83-104.

13 Sheridan MA, Fox NA, Zeanah CH, et al. (2012) Variation in neural development as a result of exposure to institutionalization early in childhood. Proceedings of the National Academy of Sciences of the United States of America, 109: 12927-12932.

14 Teicher MH, Samson JA (2016) Annual research review: Enduring neurobiological effecs of childhood abuse and neglect. J Child Psychology and Psychiatry, 57: 241-266.

15 Andersen SL, Teicher MH (2004) Delayed effects of early stress on hippocampal development. Neuro-psychopharmacology, 29: 1988-1993.

16 Edmiston EE, Wang F, Mazure CM, et al. (2011) Corticostriatal-limbic gray matter morphology in adolescents with self-reported exposure to childhood maltreatment. Archives of Pediatrics and Adolescent Medicine, 165: 1069-1077.

17 Anderson CM, Polcari A, Lowen SB, et al. (2002) Effects of methylphenidate on functional magnetic resonance relaxometry of the cerebellar vermis in boys with ADHD. Am J Psychiatry, 159: 1322-1328.

18 Teicher MH, Tomoda A, Andersen SL (2006) Neurobiological consequences of early stress and childhood maltreatment: Are results from human and animal studies comparable? Ann N Y Acad Sci, 1071: 313-323.

19 Arnsten AF (2009) Stress signaling pathways that impair prefrontal cortex structure and function. Nature Reviews Neuroscience, 10: 410-422.

20 Mehta MA, Golembo NI, Nosarti C, et al. (2009) Amygdala, hippocampal and corpus callosum size following severe early institutional deprivation: the English and Romanian adoptees study pilot. J of Child Psychology and Psychiatry, 50: 943-951.

21 National Scientific Council on the Developing Child. (2005/2014). Excessive Stress Disrupts the Architecture of the Developing Brain: Working Paper 3. Updated Edition. http://www.developingchild.harvard.edu

22 Center on the developing child at Harvard University (2011) Building the brain's "Air traffic control" system: How early experiences shape the development of executive function: Working paper No.11. http://www.developingchild.harvard.

edu
23 Teicher MH (2020) Childhood maltreatment hampers interpersonal distance and social touch in adulthood. Am J Psychiatry, 177: 4-6.
24 Tomoda A, Sheu YS, Rabi K, et al. (2011) Exposure to parental verbal abuse is associated with increased gray matter volume in superior temporal gyrus. Neuroimage, 54(Suppl 1): S280-S286.
25 Choi J, Jeong B, Rohan ML, et al. (2009) Preliminary evidence for white matter tract abnormalities in young adults exposed to parental verbal abuse. Biol Psychiatry, 65: 227-234.
26 Tomoda A, Polcari A, Anderson CM, et al. (2012) Reduced visual cortex gray matter volume and thickness in young adults who witnessed domestic violence during childhood. PLoS One, 7: e52528.
27 Choi J, Jeong B, Polcari A, et al. (2012) Reduced fractional anisotropy in the visual limbic pathway of young adults witnessing domestic violence in childhood. Neuroimage, 59: 1071-1079.
28 Heim CM, Mayberg HS, Mletzko T, et al. (2013) Decreased cortical representation of genital somatosensory field after childhood sexual abuse. Am J Psychiatry, 170: 616-623.
29 Tomoda A, Navalta CP, Polcari A, et al. (2009) Childhood sexual abuse is associated with reduced gray matter volume in visual cortex of young women. Biol Psychiatry, 66: 642-648.
30 Eluvathingal TJ, Chugani HT, Behen ME, et al. (2006) Abnormal brain connectivity in children after early severe socioemotional deprivation: a diffusion tensor imaging study. Pediatrics, 117: 2093-2100.
31 Pollak SD, Cicchetti D, Hornung K, et al. (2000) Recognizing emotion in faces: Developmental effects of child abuse and neglect. Developmental Psychology 36: 679-688.

第7章

1 Seigel DJ (1999) The developing mind. How relationships and the brain interact to shape who we are. Guilford Publications, New York.
2 Ogden P, Minton K (2000) Sensorimotor psychotherapy: One method for processing traumatic memory. Traumatology, 6: 149-173.
3 van der Kolk BA (2014) The body keep the score. Brain, mind, and body in the healing of trauma. Viking, NY.（ベッセ

ル・ヴァン・デア・コーク著、柴田裕之訳（二〇一六）身体はトラウマを記録する――脳・心・体のつながりと回復のための手法、紀伊国屋書店）

4 Ogden P (2009) Emotion, mindfulness, and movement. In. Fosha D, Siegel DJ, Solomon MF Eds.: The healing power of emotion: Affective neuroscience, development & clinical practice. W.W.Norton & Company, New York.

5 Leitch L (2017) Action steps using ACEs and trauma-informed care: a resilience model. Health and Justice, 5: 5. doi: 10.1186/s40352-017-0050-5

6 Mulkey SB, du Plessis AJ (2019) Autonomic nervous system development and its impact on neuropsychiatric outcome. Pediatric Research, 85: 120-126.

7 明和政子（二〇一九）ヒトの発達の謎を解く―胎児期から人類の未来まで．ちくま新書一四四二、筑摩書房．

8 竹下秀子（二〇〇一）赤ちゃんの手とまなざし―ことばを生み出す進化の道すじ．岩波科学ライブラリー七八、岩波書店．

9 Oldroyd K, Pasupathi M, Wainryb C (2019) Social antecedents to the development of interoception: Attachment related processes are associated with interoception. Frontiers in Psychology, 10: 712, Published online 2019 Apr 24. doi: 10.3389/fpsyg.2019.00712

10 寺澤悠理、梅田聡（二〇一四）内受容感覚と感情をつなぐ心理・神経メカニズム．心理学評論、五七：四九―六六．

11 Lyons-Ruth K, Jacobvitz D (1999) Attachment disorganization: Unresolved loss, relational violence, and lapses in behavioral and attentional strategies. In. Cassidy J, Shaver PR Eds.: Handbook of attachment: Theory, research, and clinical applications. pp. 520–554, The Guilford Press.

12 Porges SW, Furman SA (2011) The early development of the autonomic nervous system provides a neural platform for social behavior: a polyvagal perspective. Infant Child Dev, 20:106-118.

13 Porges SW (2018) The pocket guide to the polyvagal theory: The transformative power of feeling safe. WW Norton & Company.（ステファン・W・ポージェス著、花丘ちぐさ訳（二〇一九）ポリヴェーガル理論入門　心身に変革をおこす「安全」と「絆」．春秋社）

14 山崎勝之（二〇〇六）ポジティブ感情の役割―その現象と機序．パーソナリティ研究、一四：三〇五―三二一．

15 Fredrickson BL (1998) What good are positive emotions? Rev Gen Psychol, 2: 300-319.

16 Gervais M & Wilson DS (2005) The evolution and functions of laughter and humor: A synthetic approach. The Quarterly Review of Biology, 80: 395-430.

17 松阪崇久（二〇〇八）笑いの起源と進化．心理学評論、五一：四三一—四四六．

18 山極壽一（二〇一三）「笑い」サルとの違い．https://www.wildlife-science.org/ja/DrYamagiwa/2013-02html（二〇二一年三月二一日閲覧）

19 Fujiwara Y & Okamura H (2018) Hearing laughter improves the recovery process of the autonomic nervous system after a stress-loading task: a randomized controlled trial. Biopsychosocial Medicine, Dec 21; 12:22. doi: 10.1186/s13030-018-0141-0. eCollection

20 明和政子（二〇一二）まねが育むヒトの心．岩波ジュニア新書七八二、岩波書店．

21 友田明美（二〇一七）子どもの脳を傷つける親たち．ＮＨＫ出版新書五二三．

22 Keiser EM, Gillette CS, Spinozzola J (2010) A controlled pilot-outcome study of sensory integration (SI) in the treatment of complex adaptation to traumatic stress. Journal of Aggression, Maltreatment & Trauma, 19: 7, 699-720. DOI: 10.1080/10926771.2010.515162

23 Harricharan S, McKinnon MC, Lanius RA (2021) How processing of sensory information from the internal and external worlds shape the perception and engagement with the world in the aftermath of trauma: Implications for PTSD. Front. Neurosci. 15: 625490. doi: 10.3389/fnins.2021.625490

第8章

1 Shonkoff JP, Boyce WT, McEwen BS (2009) Neuroscience, molecular biology, and the childhood roots of health disparities. Building a new framework for health promotion and disease prevention. JAMA, 301: 2252-2259.

2 Mauritz MW, Goossens PJJ, Draijer N, et al. (2013) Prevalence of interpersonal trauma exposure and trauma-related disorders in severe mental illness. European Journal of Psychotraumatology, 4: 1-15.

3 Brown VB (2018) Through a trauma lens. Transforming health and behavioral health systems. Routledge, Taylor & Francis, New York.

4 SAMHSA：Serious mental illness and trauma: A literature review and issue brief. https://www.samhsa.gov/childrens-awareness-day/past-events/2018/child-traumatic-stress-resources（二〇二〇年六月二〇日閲覧）．

5 Muskett C (2014) Trauma-informed care in inpatient mental health settings: A review of the literature. International Journal of Mental Health Nursing, 23: 51-59.

6 Blodgett. C, Lanigan, JD (2018) The association between adverse childhood experience (ACE) and school success in elementary school children. Schoo. Psychology Quarterly, 33: 137-146.
7 Herman JL (1992) Trauma and recovery. Basic Books, New York.（中井久夫訳（一九九六）心的外傷と回復．みすず書房）
8 DeCandia CJ, & Guarino K (2015) Trauma-informed care: An ecological response. Journal of Child and Youth Care Work, 26: 7-22.
9 Substance Abuse and Mental Health Services Administration (2014) SAMHSA's Concept of Trauma and Guidance for a Trauma-Informed Approach. HHS Publication No. (SMA) 14-4884, Rockville, MD.（大阪教育大学学校危機メンタルサポートセンター・兵庫県こころのケアセンター訳（二〇一八）ＳＡＭＨＳＡのトラウマ概念とトラウマインフォームドアプローチのための手引き．http://nmsc.osaka-kyoiku.ac.jp/、http://www.j-hits.org/（二〇二〇年六月一日閲覧）．
10 日本精神科救急学会監修、平田豊明、杉山直也編（二〇一五）精神科救急医療ガイドライン二〇一五年版、へるす出版．
11 亀岡智美（二〇二〇）精神科医療におけるトラウマインフォームドケア．日本精神神経学会雑誌、一二二：一六〇―一六六．
12 野坂祐子（二〇一九）トラウマインフォームドケア――公衆衛生の観点から安全を高めるアプローチ、一七：八〇―八九．

第９章

1 Hanson RF, Lang J (2016) A critical look at trauma-informed care among agencies and systems serving maltreated youth and their families. Child Maltreatment, 21: 95-100.
2 DeCandia CJ, & Guarino K (2015) Trauma-informed care: An ecological response. Journal of Child and Youth Care Work, 26: 7-22.
3 Substance Abuse and Mental Health Services Administration (2014) SAMHSA's Concept of Trauma and Guidance for a Trauma-Informed Approach. HHS Publication No. (SMA) 14-4884, Rockville, MD.（大阪教育大学学校危機メンタルサポートセンター・兵庫県こころのケアセンター訳（二〇一八）ＳＡＭＨＳＡのトラウマ概念とトラウマインフォームドアプローチのための手引き．http://nmsc.osaka-kyoiku.ac.jp/、http://www.j-hits.org/（二〇二〇年六月一日閲覧）．
4 Marcellus L (2018) Trauma informed care and harm reduction practices. Supporting pregnant women and mothers with substance use disorders. National Perinatal Association Conference.
5 Hopper EK, Bassuk EL, Olivet J (2009) Shelter from the storm: trauma-informed care in homeless service settings. The

Open Health Services and Policy Journal, 2: 131-151.
6 Brown VB (2018) Through a trauma lens. Transforming health and behavioral health systems. Routledge, Taylor & Francis, New York.
7 Bartlett JD, Barto B, Griffin JL, et al. (2016) Trauma-informed care in the Massachusetts child trauma project. Child Maltreatment, 21: 101-112.
8 NCTIC (2012) SAMHSA's national center for trauma-informed care (NCTIC). Report of project activities over the past 18 months, history, and selected products. https://www.nasmhpd.org/sites/default/files/NCTIC_Final_Report_3-26-12（二〇二〇年六月二日閲覧）.
9 Finkelstein N, O'Keefe M, Russell LA, et al. (2005) Building resilience in children of mothers who have co-occurring disorders and histories of violence. Intervention model and implementation issues. Journal of Behavioral Health Service Research, 32: 141-154.
10 Bryson SA, Gauvin E, Jamieson A, et al. (2017) What are effective strategies for implementing trauma-informed care in youth inpatient psychiatric and residential treatment settings? A realist systematic review. Int J Ment Health Syst, 11: 36.
11 Barto B, Bartlett JD, Ende AV, et al. (2018) The impact of statewide trauma-informed child welfare initiative on children's permanency and maltreatment outcomes. Child Abuse and Neglect, 81: 149-160.
12 Trauma and Learning Policy Initiative (TLPI): The flexible framework. Six elements of school operations involved in creating a trauma-sensitive school. https://traumasensitiveschools.org/trauma-and-learning/the-flexible-framework/（二〇二〇年六月三日閲覧）.
13 Trauma and Learning Policy Initiative (TLPI): Frequently asked questions about trauma-sensitive schools. https://traumasensitiveschools.org/frequently-asked-questions/（二〇一九年九月二四日閲覧）.
14 Plumb KA, Kersevich B, Kersevich S, et al. (2016) Trauma-sensitive schools: An evidence-based approach. School Social Work Journal, 40.
15 Dorado JS, Martinez M, McArthur LE, et al. (2016) Healthy environments and response to trauma in schools (HEARTS): A whole-school, multi-level, prevention and intervention program for creating trauma-informed safe and supportive schools. School Mental Health, 8: 163–176.

16 福丸由佳（二〇〇九）CAREプログラムの日本への導入と実践―大人と子どものきずなを深める心理教育的介入プログラムについて―．白梅学園大学短期大学教育・福祉研究センター研究年報、一四、二三―二八．

17 浅野恭子、亀岡智子、田中英三郎（二〇一六）児童相談所における被虐待児へのトラウマインフォームド・ケア．児童青年精神医学とその近接領域、五七：七四八―七五七．

18 小平かやの（二〇一九）東京都児童相談所における治療的介入とトラウマケア．シンポジウム　虐待された子どもへの支援の最前線～児童相談所におけるトラウマケア．第一八回日本トラウマティック・ストレス学会発表．

第10章

1 Blaustein ME, Kinniburgh KM (2010) Treating traumatic stress in children and adolescents: How to foster resilience through attachment, regulation and competency (ARC). Ghildford Press, New York.（伊東ゆたか監訳（二〇一八）実践子どもと思春期のトラウマ治療――レジリエンスを育てるアタッチメント・調整・能力（ARC）の枠組み．岩崎学術出版社）

2 Blaustein ME, Kinniburgh KM (2018) Treating traumatic stress in children and adolescents: How to foster resilience through attachment, regulation and competency (ARC). 2nd Ed. Guildford Press, New York.

3 https://arcframework.org/（二〇一九年一一月二三日閲覧）

第11章

1 宮地尚子（二〇一三）トラウマ．岩波新書．

2 Pollak, S.D., Cicchetti, D., Hornung, K., et al. (2000) Recognizing emotion in faces: Developmental effects of child abuse and neglect. Developmental Psychology, 36(5); 679-688.

3 Blaustein ME, Kinniburgh KM (2010) Treating traumatic stress in children and adolescents: How to foster resilience through attachment, regulation and competency (ARC). Ghildford Press, New York.（伊東ゆたか監訳（二〇一八）実践子どもと思春期のトラウマ治療――レジリエンスを育てるアタッチメント・調整・能力（ARC）の枠組み．岩崎学術出版社）

4 スーザン・バートン、ルディ・ゴンザレス、パトリック・トムリンソン著、開原久代、下泉秀夫、小笠原彩、他監訳（二〇一三）虐待を受けた子どもの愛着とトラウマの治療的ケア―施設養護・家庭養護の包括的支援実践モデル．福村出版．

第13章

1 ブルース・D・ペリー、マイア・サラヴィイッツ（著）、仁木めぐみ監訳（二〇一〇）犬として育てられた少年　子どもの脳とトラウマ．紀伊国屋書店．

2 スーザン・バートン、ルディ・ゴンザレス、パトリック・トムリンソン著、開原久代、下泉秀夫、小笠原彩、他監訳（二〇一三）虐待を受けた子どもの愛着とトラウマの治療的ケア―施設養護・家庭養護の包括的支援実践モデル．福村出版．

第14章

1 犬塚峰子、田村毅、広岡智子（二〇〇九）児童虐待――父・母・子へのケアマニュアル．東京方式．光文堂．

2 渡辺俊一、井部文哉編（二〇一一）キレない子どもを育てるセカンドステップ．日本子どものための委員会発行、文修堂印刷．

3 北道子、河内美恵編（二〇〇九）こうすればうまくいく発達障害のペアレント・トレーニング実践マニュアル．中央法規出版．

4 小平真希、伊東ゆたか、持丸由紀子（二〇一二）児童養護施設における精研式ペアレントトレーニング研修の実践――児童相談所における施設支援の取り組み．子どもの虐待とネグレクト、一四：一七四―一八二．

おわりに

1．ブローハン聡（二〇二一）虐待の子だった僕―実父義父と母の消えない記憶．さくら舎．

索　引

あ行

か行

さ行

た行

な行

は行

ま・や・ら・わ行

アルファベット

編著者略歴

伊東 ゆたか（いとう ゆたか）

児童精神科医。医学博士。

筑波大学医学専門学群卒業。東京女子医科大学小児科、帝京大学医学部精神神経科、ハーバード大学医学部精神科、東京都児童相談センターなどを経て、2021 年まで帝京大学医学部精神神経科病院教授。

訳書に、ブラウシュタイン他著『実践 子どもと思春期のトラウマ治療』（監訳、岩崎学術出版社、2018）、ラベット著『スモール・ワンダー』（訳、二瓶社、2010）がある。

執筆者略歴

駒村 樹里（こまむら じゅり）第 11、12、13 章執筆。

東京都多摩児童相談所児童心理司。臨床心理士、公認心理師。

筑波大学大学院人間総合科学研究科生涯発達専攻修了。

訳書に、ブラウシュタイン他著『実践 子どもと思春期のトラウマ治療』（訳、岩崎学術出版社、2018）がある。

子どものトラウマを理解し、癒やす
——トラウマインフォームドケアとＡＲＣの枠組み——

ISBN 978-4-7533-1227-6

編著者　伊東 ゆたか

2023 年 9 月 29 日　初版第 1 刷発行

印刷・製本 ㈱太平印刷社

発行 ㈱岩崎学術出版社
〒101-0062 東京都千代田区神田駿河台 3-6-1
発行者　杉田 啓三
電話 03(5577)6817　FAX 03(5577)6837